101 bewährte TIPPS

Massage

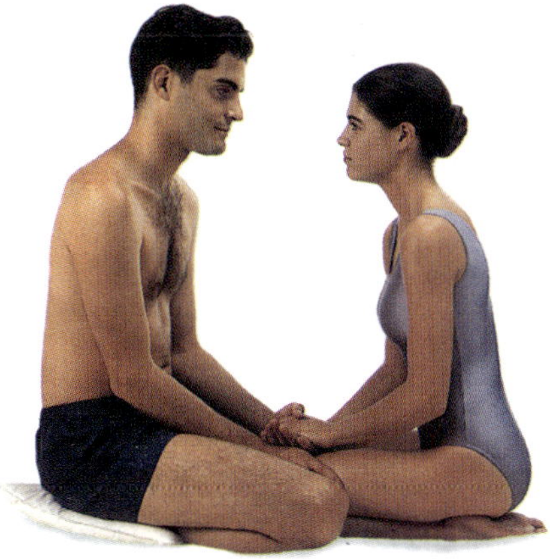

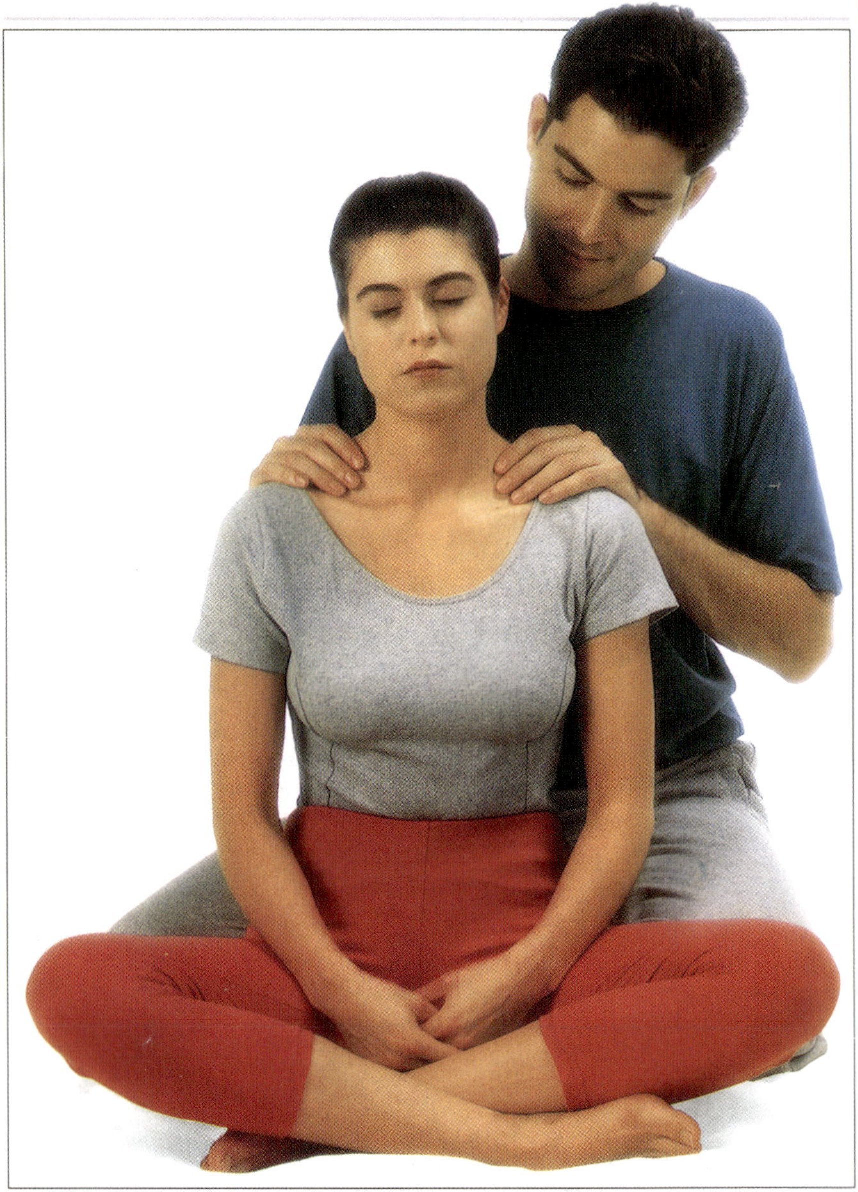

101 bewährte TIPPS

Massage

Nitya Lacroix

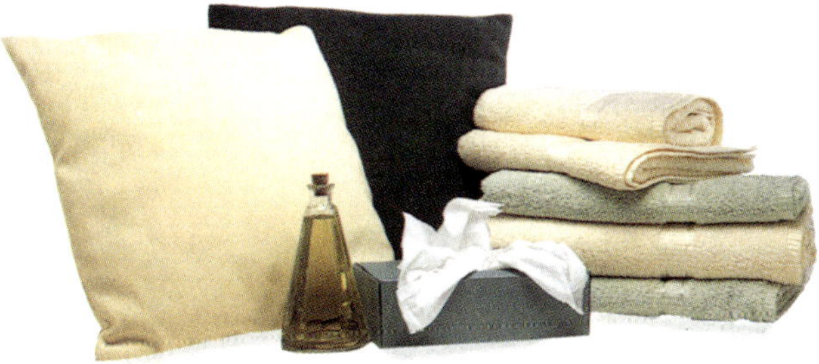

garant

A DORLING KINDERSLEY BOOK
www.dk.com

Originaltitel: Massage

ISBN: 978-3-86766-301-4

www.garant-verlag.de

Fotos: Antonia Deutsch: S. 20,21; Jo Ford, Tim Ridley: alle übrigen Fotos

101 bewährte TIPPS

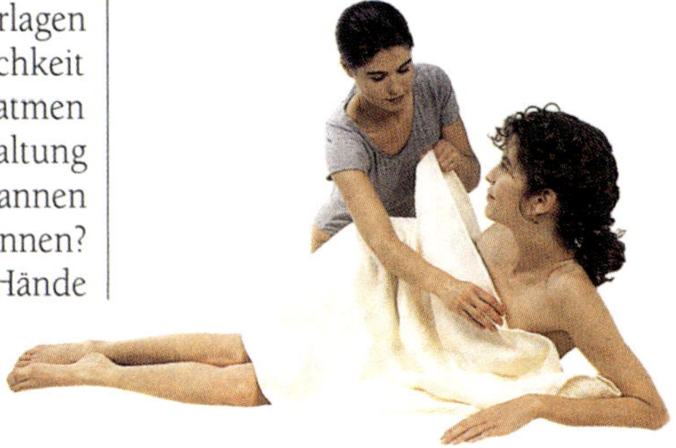

SEITE 26–37

Rücken und Schultern

SEITE 38–43

Massage des Unterkörpers

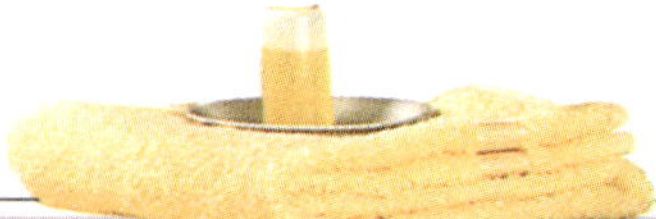

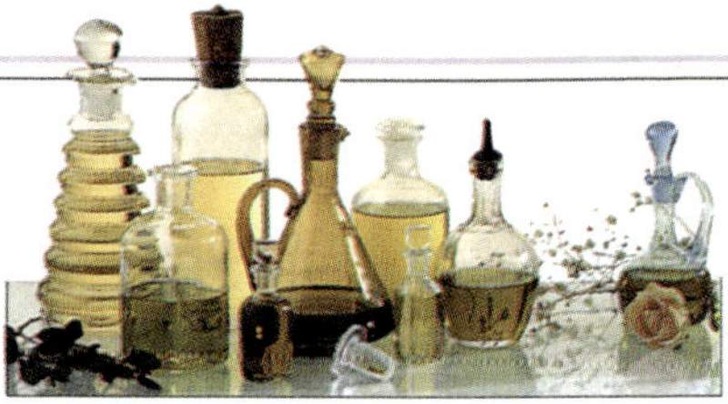

SEITE 44–51

Kopf und Gesicht

SEITE 52–55

Massage von Nacken & Brust

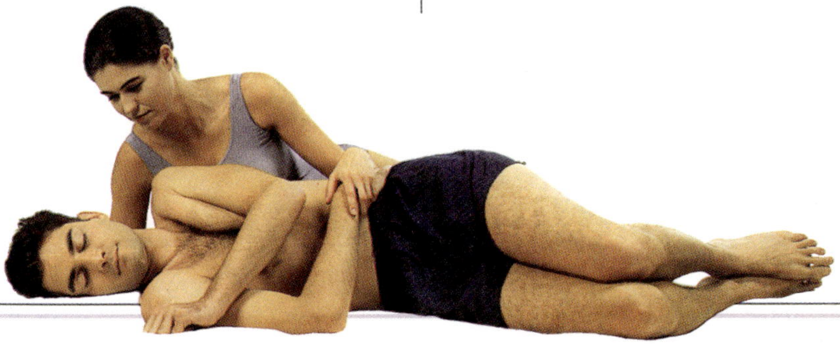

DER NUTZEN DER MASSAGE

1 WAS IST MASSAGE?

Massage ist eine Form des Heilens, die der Schmerzlinderung, der Verbesserung des Wohlbefindens sowie der Kräftigung und Belebung der Muskulatur dient.

Massage entspannt den Geber wie den Empfänger. Mit Hilfe von Berührung werden emotionale und physische Veränderungen sowie geistig-körperliche Einheit erzeugt.

2 WARUM MASSAGE?

Der Berührungsaspekt der Massage

- fördert das Körper- und Atembewußtsein und verbessert die Haltung.
- lindert aufgestaute Spannungen und stellt die Beweglichkeit überbeanspruchter Muskeln wieder her.
- bricht Stoffwechselschlacken der Muskeln auf und verbessert die Reinigungsfunktion des Lymphsystems.

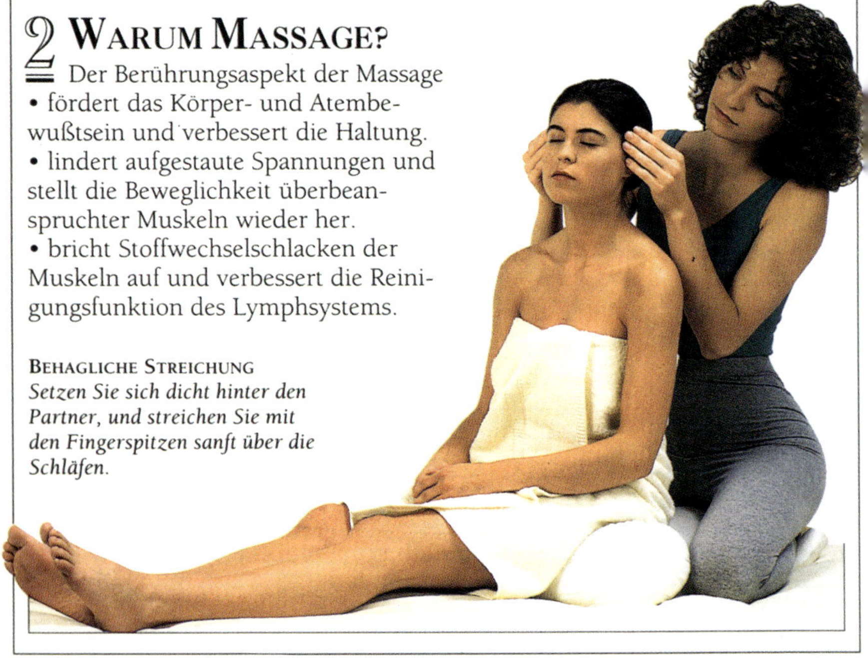

BEHAGLICHE STREICHUNG
Setzen Sie sich dicht hinter den Partner, und streichen Sie mit den Fingerspitzen sanft über die Schläfen.

3 STRESS-SIGNALE

Unser Körper wird durch den Alltagsstreß unmittelbar beeinflußt: Die Muskeln reagieren mit Anspannung, und der Atemfluß nimmt ab. Diese Reaktionen sowie der Ort und die Stärke der Anspannung in den einzelnen Körperpartien spiegeln sich in der Haltung wider.

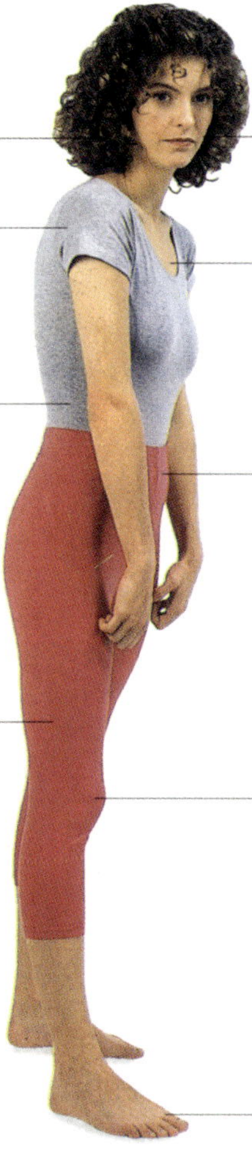

Die Nackenkrümmung läßt den Kopf nach vorn treten. Der Nacken muß gedehnt und auf die Wirbelsäule ausgerichtet werden.

Kiefer und Gesicht sind angespannt und starr anstatt locker und geschmeidig.

Aufgrund von Verspannungen sind die Schultern gerundet anstatt breit und locker.

Der eingefallene Brustkorb muß geöffnet und geweitet werden.

Das starre, blockierte Rückgrat muß entspannt und aufwärts gestreckt werden.

Das angespannte Becken fällt zurück und wirkt wie verriegelt, anstatt – leicht nach vorn fallend – unterhalb des Oberkörpers zu liegen.

Die Beine sind steif vor Anspannung anstatt locker und beweglich.

Die steifen und starren Knie müssen möglichst locker und beweglich sein.

Der Oberkörper ist nach vorn gelehnt. Die Füße müssen im Abstand einer Schulterbreite stabil aufgesetzt sein, um das Körpergewicht gleichmäßig aufzunehmen.

STRESSKONTROLLE
Etwas Alltagsstreß ist unvermeidlich, aber zu viel kann schädliche Nebenwirkungen haben. Lernen Sie, die Zeichen körperlicher Anspannung zu erkennen.

4 KÖRPERREAKTIONEN

Massage beschleunigt die natürlichen Heilungsprozesse des Körpers und wirkt sich beruhigend auf Geist und Emotionen aus. Sie bewirkt eine Veränderung der ganzen Person und ist ein perfektes Mittel gegen Streß. Lokalisieren Sie zunächst die angespannten Körperregionen Ihres Partners, um ihm zu helfen, die Massage genießen zu können.

- Prüfen Sie die Haltung vom Scheitel bis zur Sohle auf Verspannungen.
- Ist der Kiefer angespannt? Kreisende Streichungen mit den Fingerspitzen schaffen Abhilfe.
- Ist der Nacken steif? Sanfte Streichungen lindern Verspannungen.
- Ist die Wirbelsäule starr? Eine Rückenmassage bewirkt eine Lockerung steifer, verspannter Muskeln.

1 Zur Entspannung des Oberkörpers die Hände mit nach innen weisenden Fingern auf das Brustbein legen, um die Schultern herum bis zum Nacken führen und durch das Haar ausstreichen.

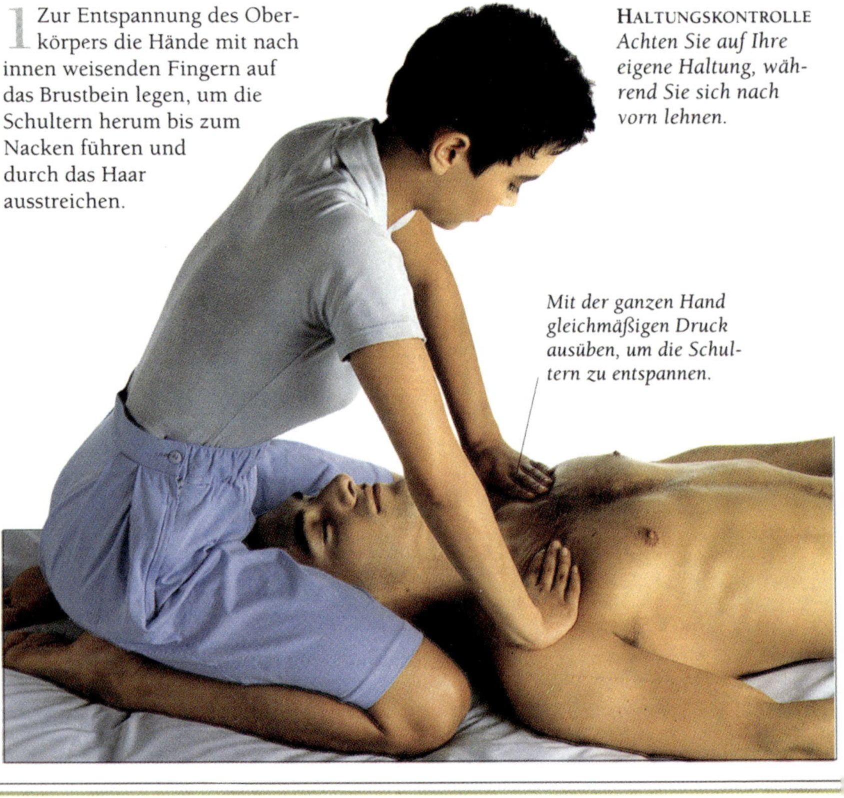

HALTUNGSKONTROLLE *Achten Sie auf Ihre eigene Haltung, während Sie sich nach vorn lehnen.*

Mit der ganzen Hand gleichmäßigen Druck ausüben, um die Schultern zu entspannen.

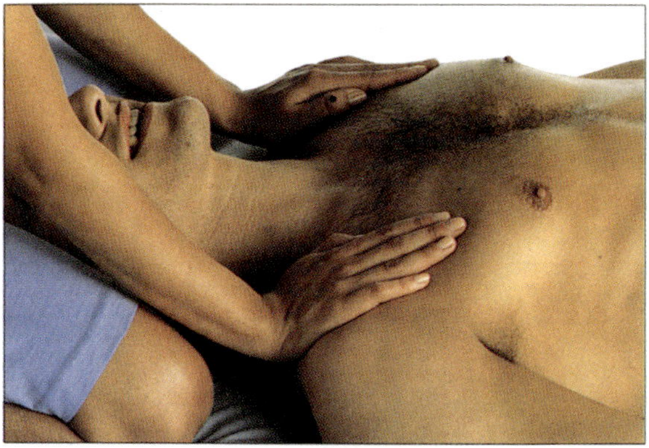

2 Zur weiteren Entspannung des Oberkörpers die Hände flach auf die Schultern legen (Handballen auf den Schultermuskeln). Auf der linken Schulter nach unten und außen fahren. Druck verringern und die gleiche Bewegung an der rechten Schulter wiederholen. Beide Schultern rhythmisch schaukelnd massieren.

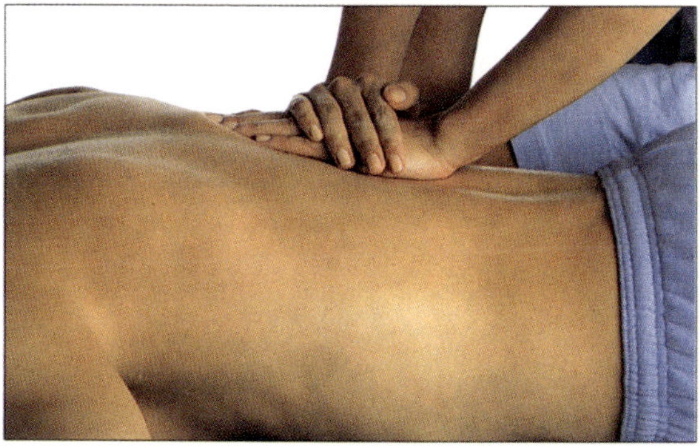

3 Gegen Rückenverspannungen Effleurage und diese Dehntechnik anwenden: Linke und rechte Hand übereinander in der Lendenregion plazieren. Der Handballen der linken überträgt den Druck der rechten Hand. Neben dem Rückgrat bis zum Arm hinaufstreichen und auf der anderen Seite wiederholen.

5 GEGENANZEIGEN

Falls Ihr Partner folgende Symptome zeigt, sollten Sie im Vorfeld oder bei grundsätzlichem Zweifel an der Eignung einer Massage ärztlichen Rat einholen:

- Fieber oder Hautveränderungen.
- Schwellungen, Knoten, Entzündungen oder starke Prellungen.
- Jüngere Narben, frische Wunden, Entzündungen oder Krampfadern.
- Akute Rückenschmerzen oder schwere Verletzungen.
- Herz-Kreislauf-Erkrankungen, Krebs, Epilepsie, Aids, Schwangerschaft oder jegliche psychische Erkrankungen.

BEVOR SIE BEGINNEN

6 UTENSILIEN

Beschaffen Sie sich eine geeignete Arbeitsfläche wie etwa einen Futon, eine Schaumstoffmatte, eine dünne Matratze oder eine Massagebank. Kaufen Sie sich genügend frischgewaschene große und kleine Handtücher, Laken sowie Kissen. Halten Sie Öl in einer kleinen Flasche oder in einer Untertasse sowie Tücher zum Abwischen des überschüssigen Öls bereit.

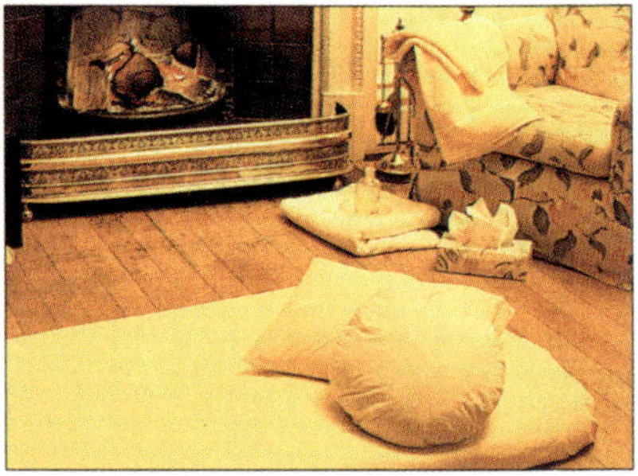

HERRICHTEN DES RAUMS
Benötigte Dinge in Reichweite hinlegen.

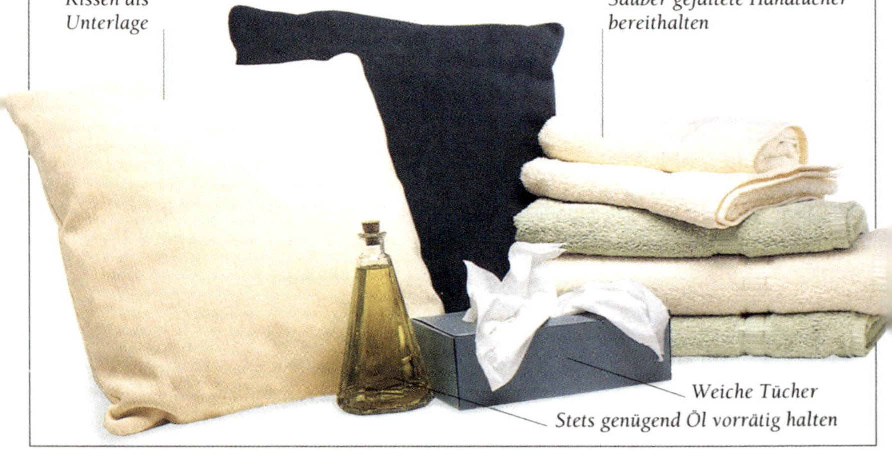
Kissen als Unterlage
Sauber gefaltete Handtücher bereithalten
Weiche Tücher
Stets genügend Öl vorrätig halten

7 DAUER DER MASSAGE

Eine Ganzkörpermassage einschließlich Kopf und Gesicht dauert zwischen 60 und 90 Minuten. Konzentrieren Sie sich bei Zeitknappheit lieber auf eine oder zwei Regionen, anstatt den ganzen Körper zu bearbeiten. Eine Kopf- und Nackenmassage von 15 bis 20 Minuten Dauer vermittelt rasche Entspannung. Ebenfalls stark entspannend ist eine Fußmassage (zehn Minuten pro Fuß). Die am einfachsten durchführbare Ganzrückenmassage dauert 20 Minuten.

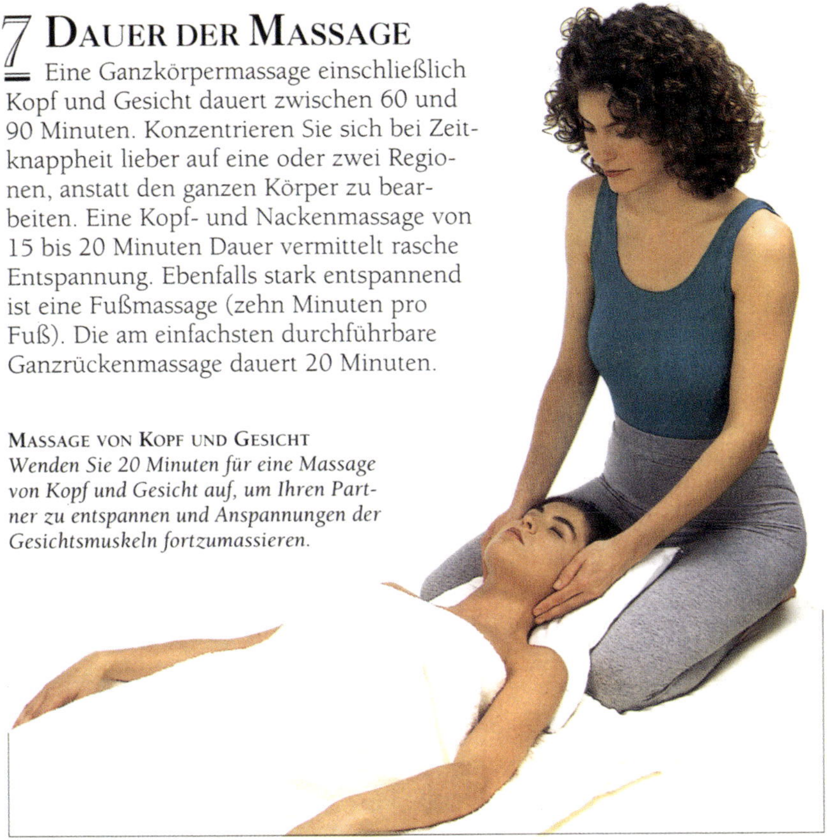

MASSAGE VON KOPF UND GESICHT
Wenden Sie 20 Minuten für eine Massage von Kopf und Gesicht auf, um Ihren Partner zu entspannen und Anspannungen der Gesichtsmuskeln fortzumassieren.

8 KLEIDUNG DES MASSIERENDEN

Bewegungsfreiheit ist das wichtigste Kriterium bei der Wahl der richtigen Kleidung. Sie müssen in der Lage sein – je nach den Erfordernissen der Technik –, ausgreifende Bewegungen zu vollziehen, zu sitzen oder zu knien.

- Tragen Sie bequeme, flache Schuhe, oder arbeiten Sie barfuß.
- Legen Sie jeglichen Arm- und Halsschmuck ab, und bitten Sie Ihren Partner, dasselbe zu tun.
- Achten Sie auf kurzgeschnittene Nägel.

9 RÄUMLICHKEITEN

- Gestalten Sie den Massagebereich einladend und behaglich.
- Sorgen Sie dafür, daß Sie über ausreichend Bewegungsfreiheit verfügen.
- Schaffen Sie eine intime Atmosphäre, und vermeiden Sie unnötige Unterbrechungen. Sorgen Sie für eine nicht zu grelle Beleuchtung.

10 UNTERLAGEN

Plazieren Sie Kissen, Polster oder auch zusammengerollte Handtücher unter dem Körper Ihres Partners. Dies reduziert die Anspannung einzelner Muskelgruppen. Legen Sie gefaltete Handtücher unter den Kopf Ihres Partners, um die Belastung des Nackens zu verringern.

11 BEHAGLICHKEIT

Wählen Sie eine Unterlage wie etwa einen Futon oder ein großes Stück beschichteten Schaumstoff. Die Unterlage sollte groß genug sein, damit Sie sich neben den liegenden Partner knien können. Heizen Sie den Raum vor, und sorgen Sie für eine gleichmäßige Temperatur, damit es Ihrem Partner nicht kalt wird.

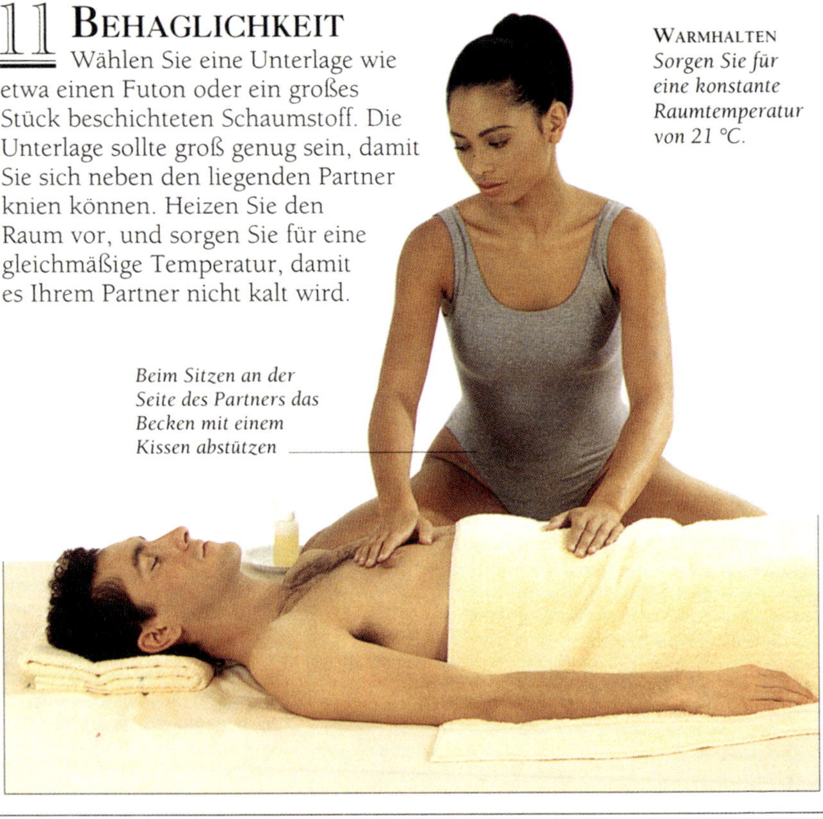

WARMHALTEN *Sorgen Sie für eine konstante Raumtemperatur von 21 °C.*

Beim Sitzen an der Seite des Partners das Becken mit einem Kissen abstützen

12 ENTSPANNT ATMEN

Das Massieren erfordert eine tiefe, gleichmäßige Atmung. Korrektes Atmen beruhigt, setzt Energie frei und befreit von Anspannung. Um eine fließende Atmung zu erzielen, tief aus dem Bauch heraus einatmen und den Atem bis in den Brustraum strömen lassen. Durch die Nase einatmen und ohne Druck durch den Mund ausatmen.

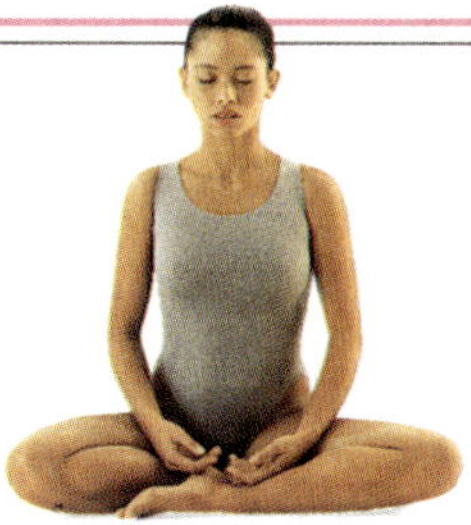

KONZENTRIERTES ATMEN

13 KÖRPERHALTUNG

Beim Erteilen einer Massage kommt es auf eine ausgewogene Haltung an. Sie wirkt nicht nur anmutig, sondern hilft Ihnen auch dabei, richtig zu atmen. So werden Sie sich nach der Massage erfrischt fühlen.

- Die Schultern nicht einfallen lassen und bei der Ganzkörpermassage nicht überdehnen.
- Handgelenk stets locker halten.
- Rücken und Hals geradehalten.

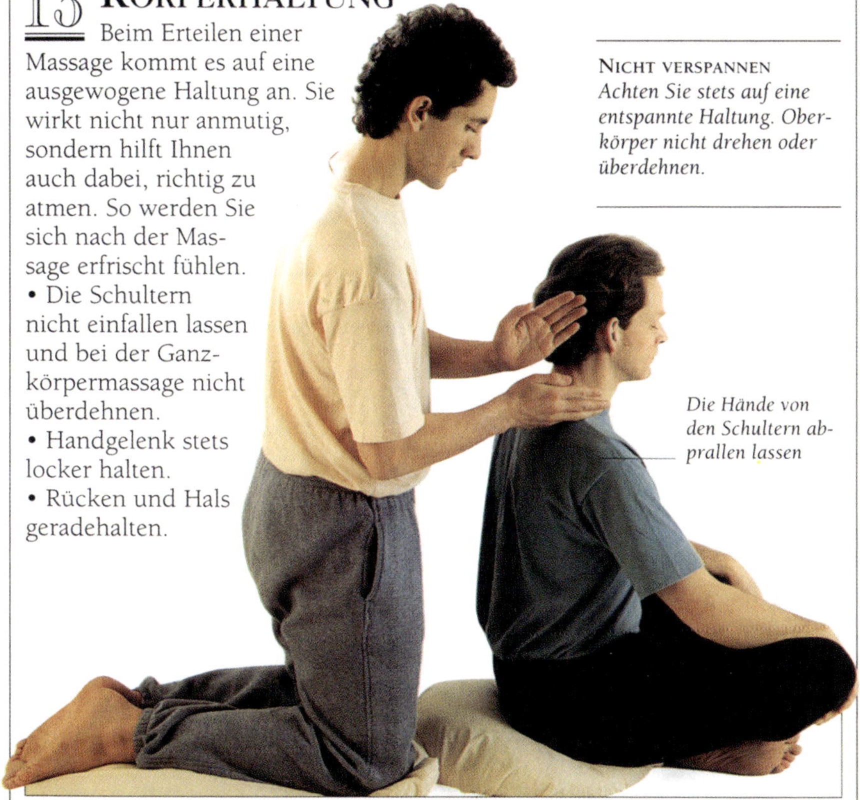

NICHT VERSPANNEN
Achten Sie stets auf eine entspannte Haltung. Oberkörper nicht drehen oder überdehnen.

Die Hände von den Schultern abprallen lassen

14 Zeit zum Entspannen

Versuchen Sie, im Vorfeld der Massage eine vertrauliche Atmosphäre zu schaffen. Dies ist sehr wichtig, falls Ihr Partner noch nie eine Massage erhalten hat, da Unsicherheit rasch zu Verspannungen führt. Übereilen Sie nichts. Warten Sie, bis sich die Atmung Ihres Partners stabilisiert und er sich weitgehend entspannt hat.

15 Wo beginnen?

Es gibt keinen richtigen oder falschen Anfangspunkt. Die meisten Menschen bevorzugen den Rücken, der eine der weniger heiklen Körperpartien darstellt, um mit der Vorderseite des Körpers fortzufahren. Andere wählen eine nicht minder entspannende Fußmassage. Eine harmonisch fließende Bewegungsfolge läßt sich von jedem Anfangspunkt aus erzielen.

16 Die Hände

Die Qualität der Berührung ist von entscheidender Bedeutung. Sie wird beeinflußt von warmen, kräftigen und geschmeidigen Händen. Führen Sie Handübungen durch, um Ihre Selbstsicherheit zu erhöhen und das Spektrum Ihrer Massagebewegungen auszubauen.

- Bemühen Sie sich um eine Stärkung Ihrer Hände, um deren Muskulatur durch die Massage nicht zu ermüden.
- Bringen Sie die gesamte Hand zum Einsatz. Vergessen Sie nicht, daß zu einem entspannten Körper auch entspannte Hände gehören.

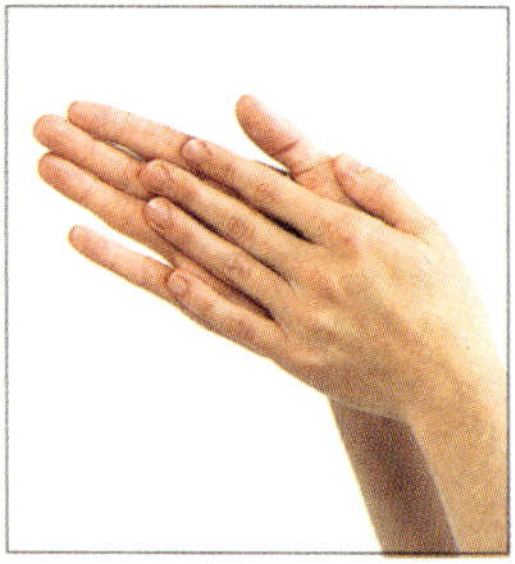

1 Reiben Sie beide Hände kräftig gegeneinander; achten Sie auf die Wärme und das Prickeln, die dadurch erzeugt werden.

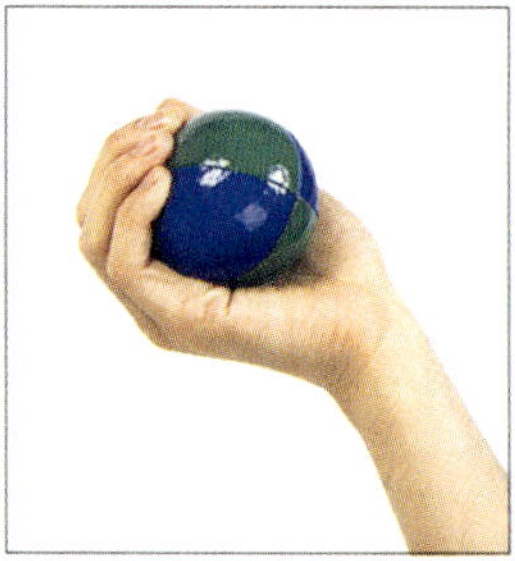

2 Benutzen Sie einen Jonglierball für Kraftübungen. Sie fördern die Geschmeidigkeit der Handflächen und Finger.

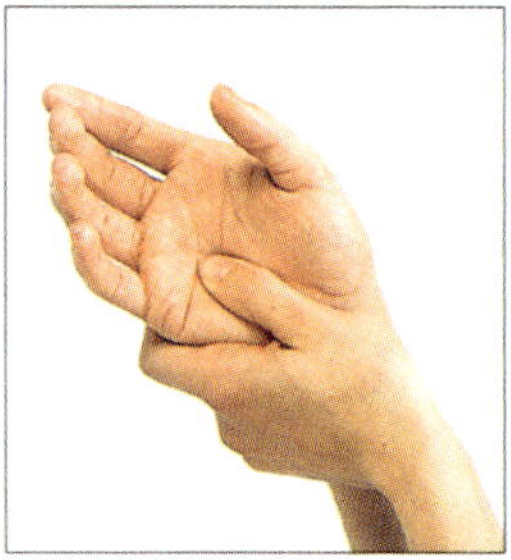

3 Lassen Sie den Daumen der einen über den Handteller der anderen Hand kreisen, um Anspannungen zu beseitigen.

17 DIE ERSTE BERÜHRUNG

Den ersten Kontakt sollten Sie erst herstellen, wenn Sie sicher sind, daß sich Ihr Partner entspannt und behaglich fühlt. Nähern Sie sich langsam und behutsam, und leiten Sie die Massage mit einem energieausgleichenden Griff Ihrer Wahl ein (s. S. 21). Stark entspannend wirkt ein Verweilgriff über der Wirbelsäule.

Auf sanfte Berührungen achten

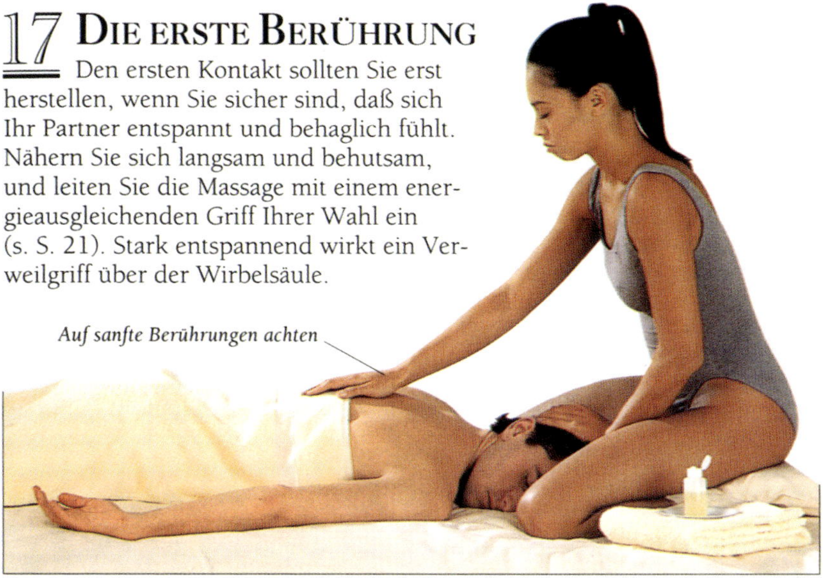

18 ANGEPASSTER DRUCK

Die Stärke des ausgeübten Drucks richtet sich nach der jeweiligen Körperpartie. Erhöhen Sie den Druck, indem Sie das Körpergewicht auf die flache Hand verlagern; legen Sie die andere Hand darüber. Muskulöse Regionen mit tiefen, festen Streichungen bearbeiten, knöcherne Partien mit sanfter Effleurage.

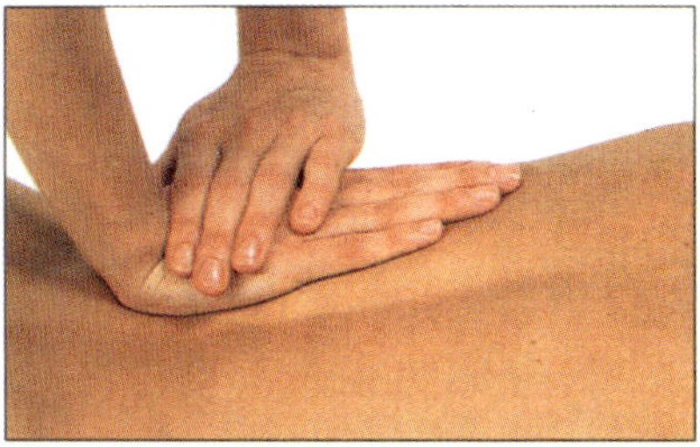

KÖRPERGEWICHT AUF HÄNDE VERLAGERN

19 KITZLIGKEIT

Ist Ihr Partner an bestimmten Stellen kitzlig, so macht ihn dies vermutlich angespannt und nervös. Meiden Sie diese Stellen zunächst, um darauf zurückzukommen, wenn Ihr Partner entspannter ist.

20 Handarbeit

Die Qualität der Berührung entscheidet über die Qualität der Massage. Die Hände sollten technisches Vermögen, Geschick und Aufmerksamkeit vermitteln und sich warm anfühlen. Mit zunehmender Erfahrung werden Ihre Berührungen selbstsicherer, und Sie werden ein Gefühl für die jeweils angemessene Massagetechnik bekommen. Beachten Sie folgende Tips:

- Lernen Sie Ihre Hände als kreatives Werkzeug kennen.
- Trainieren Sie Ihre Hände regelmäßig. Konzentrieren Sie sich auf Ihre Atmung, da ein falsches Atmen die Qualität der Berührung oftmals beeinträchtigt.

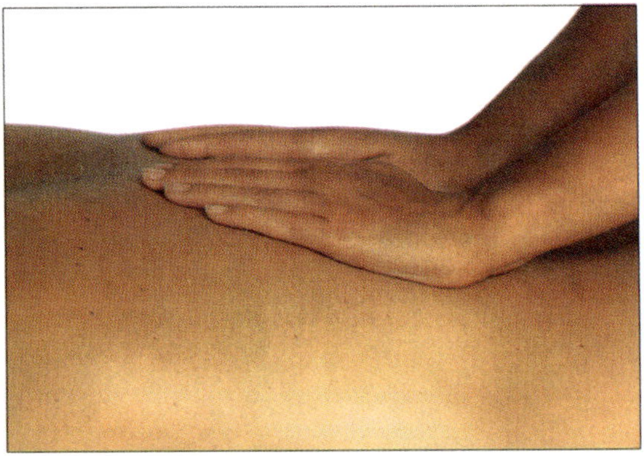

1 Hände flach auflegen, Handgelenke locker halten und einen sanften, gleichmäßigen Druck ausüben. Auch mit Daumen und Fingern Körperkontakt wahren, damit die Streichung mit der ganzen Hand – und nicht nur mit dem Handteller – durchgeführt wird. Dies dient der Behebung mentaler wie körperlicher Anspannung.

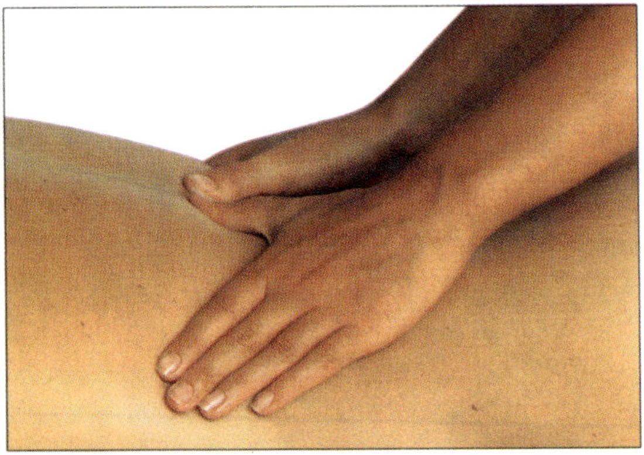

2 Verwenden Sie die Daumenkuppen, um tiefer in knochennahe Muskeln einzudringen. Plazieren Sie die Hände mit von den Daumen fortweisenden Fingern flach auf dem Körper, und üben Sie mit den Daumenkuppen gleichmäßigen Druck aus. Geschmeidige Daumen ermöglichen unterschiedlichste Streichungen.

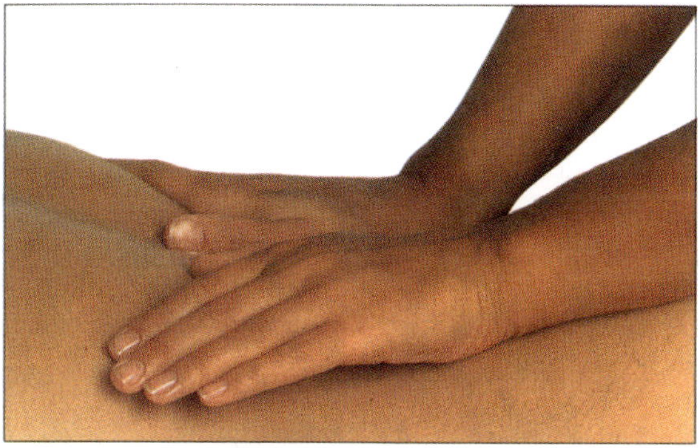

3 Bearbeiten Sie verspannte Muskeln mit starkem Druck, indem Sie Ihr Gewicht auf Daumenrand und Handballen verlagern, während Sie mit aufeinander folgenden Händen kreisende Bewegungen vollziehen. Verwenden Sie diese Streichung, um Lendenregion, Waden und Fußsohlen zu entspannen.

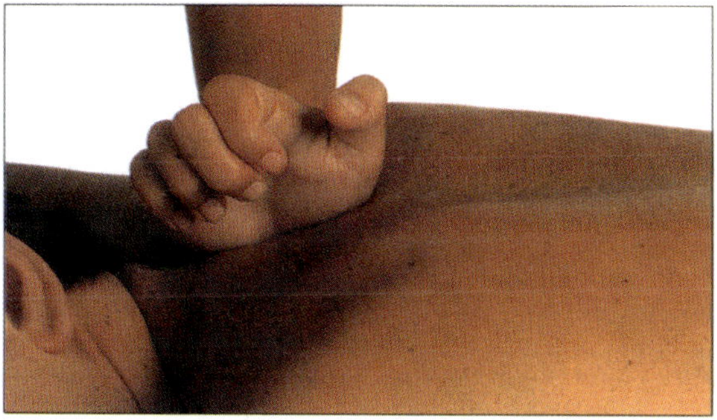

4 Üben Sie mit dem flach aufgelegten Handballen gleichmäßigen Druck aus, während der Rest der Hand locker bleibt. Als breite, feste Fläche eignet sich der Handballen zur Behebung von Verspannungen und dient der kreisförmigen Massage verspannter Muskelregionen.

21 TAKTGEFÜHL

Ein konstanter Rhythmus ist Voraussetzung für eine effektvolle Massage. Fließende Bewegungen vermitteln stets ein angenehmes Gefühl. Ein abrupter Tempowechsel dagegen verwirrt Ihren Partner nur. Passende Musik ist ein guter Taktgeber für die Massage. Eine zu große Lautstärke würde den Beruhigungseffekt jedoch schmälern.

22 INTUITION

Massage ist eine intuitive Therapieform, bei der Sie keine starre Abfolge einhalten müssen. Mit zunehmender Erfahrung wird auch Ihre Selbstsicherheit wachsen. Ihre Bewegungen werden frei zu fließen beginnen, und Sie werden wissen, wo und wie kraftvoll Sie sie anwenden müssen. Vertrauen Sie Ihrem Urteilsvermögen.

23 Ruhe vermitteln

Nehmen Sie neben speziellen Techniken auch einfache Berührungen in Ihr Programm auf. Verwenden Sie das elementare »Handauflegen«, um ein Bewußtsein für die Atmung zu schaffen und Ihnen wie Ihrem Partner ein Ruhegefühl zu vermitteln. Konzentrieren Sie sich auf den mitmenschlichen Aspekt Ihrer Berührung, um geistige wie körperliche Veränderungen bewirken zu können.

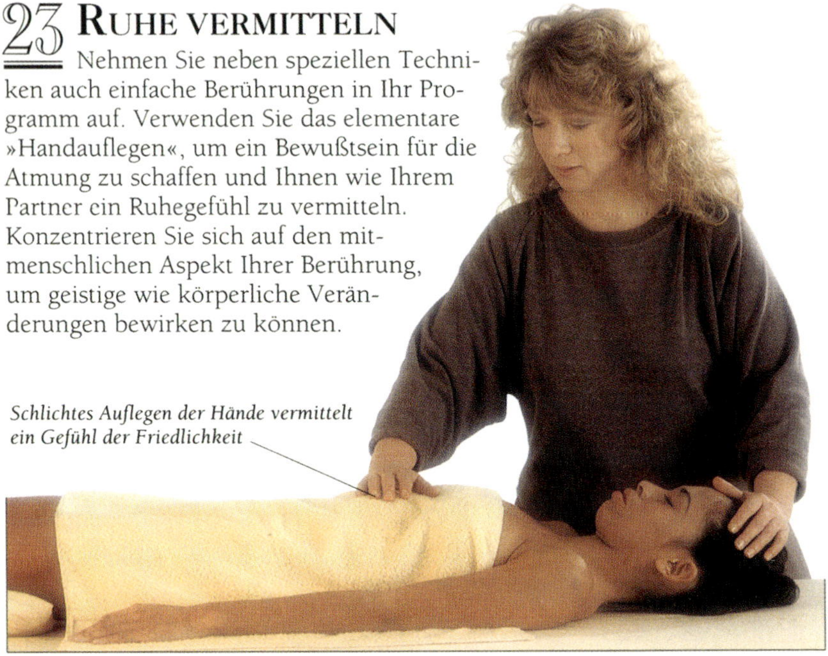

Schlichtes Auflegen der Hände vermittelt ein Gefühl der Friedlichkeit

24 Steter Fluss

Halten Sie mit den Händen während der Massage möglichst oft einen Körperkontakt aufrecht. Ein längerfristiger Verlust der Bindung unterbricht den Fluß und verwirrt Ihren Partner.

Wichtig ist vielmehr, daß Ihr Partner eine Abfolge von Bewegungen als ein durchgängiges Fließen empfindet. Halten Sie stets genügend Öl und Handtücher bereit, damit sich die Versorgungspausen möglichst kurz gestalten.

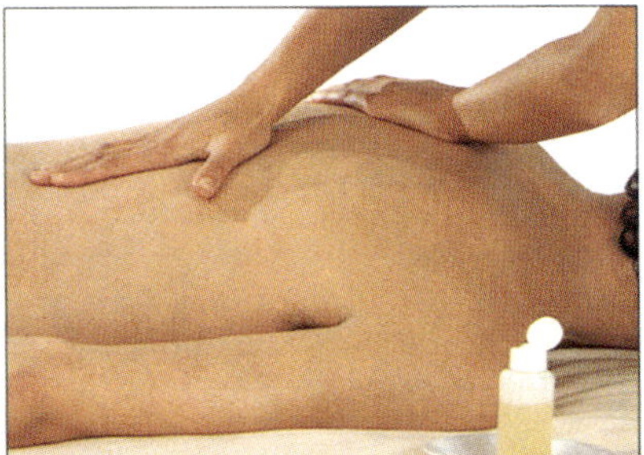

Auf fliessende Bewegungen achten

25 VERBINDUNGSGRIFFE

Energieausgleichende oder verbindende Griffe schaffen ein Gefühl der Ganzheit. Verbindungsgriffe können eigenständig, einleitend, abschließend oder zur Verknüpfung einzelner Körperpartien eingesetzt werden. Sie helfen Ihnen und Ihrem Partner beim Entspannen und geben Ihnen beiden Zeit, die Wirkungen in sich aufzunehmen und zu genießen.

WARME HÄNDE
Stellen Sie sich vor, daß Ihre Hände von warmen Wogen durchströmt werden.

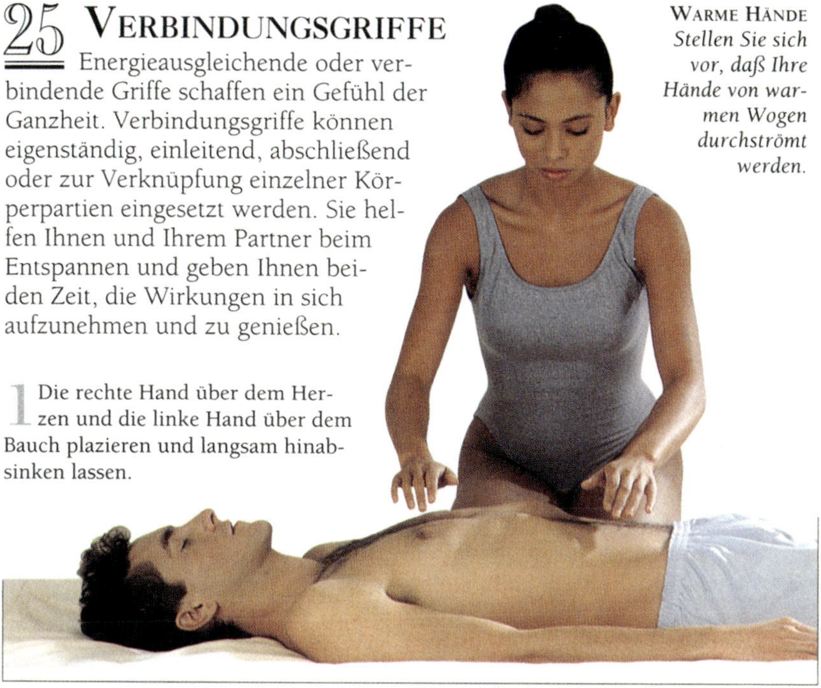

1 Die rechte Hand über dem Herzen und die linke Hand über dem Bauch plazieren und langsam hinabsinken lassen.

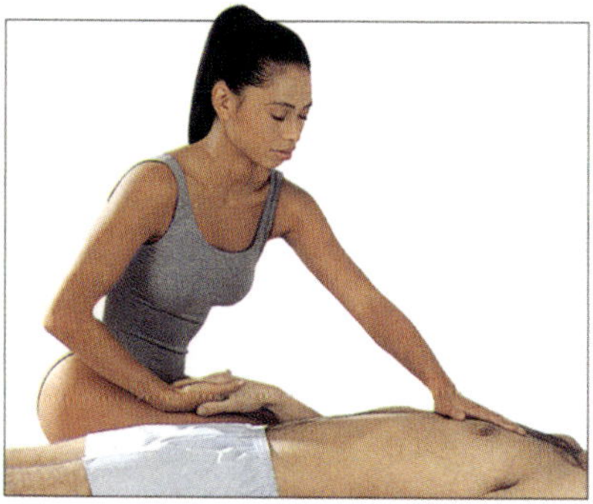

2 Lassen Sie eine Hand auf der Herzregion ruhen, um mit Ihrem Partner Kontakt aufzunehmen.

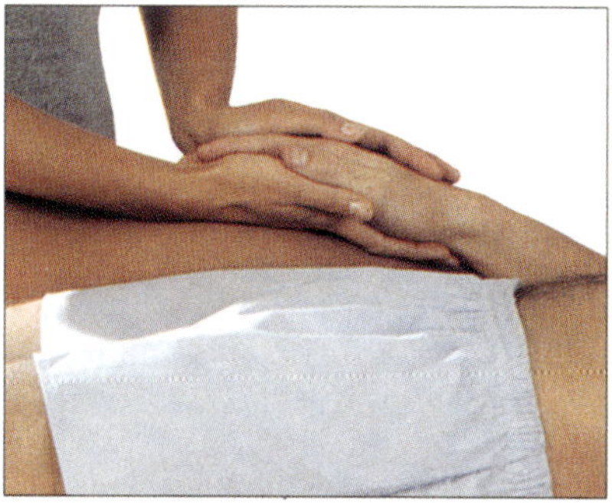

3 Ergreifen Sie die Hand Ihres Partners mit beiden Händen, um Wärme, Zuneigung und Vertrauen auszudrücken.

26 Lockerung

Vor Beginn der Massage sollten Sie Ihrem Partner ein Gefühl von Entspanntheit vermitteln. Verwenden Sie diese Streichungen (sie dienen der Lockerung), um häufig verspannte Körperpartien zu dehnen, zu entspannen und bei Ihrem Partner ein Gefühl zu erzeugen, daß er bequem liegt.

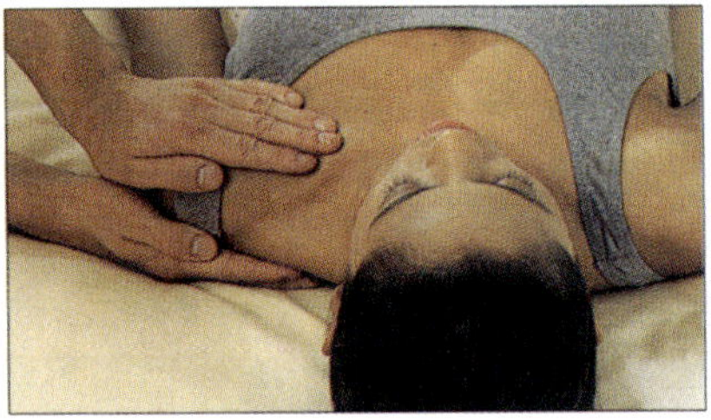

1 Der Sandwichgriff entspannt die Schulter und weitet den Brustraum. Hierzu die Schulter anheben und mit der rechten Hand unterfahren (Finger in Richtung Wirbelsäule). Die Schulterregion mit der anderen Hand umschließen. Beide Hände kräftig nach außen ziehen.

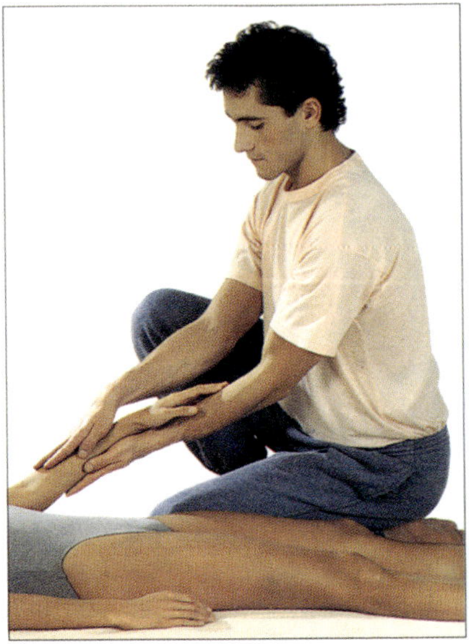

2 Um den Armen und Schultern ein Gefühl der Länge und Entspannung zu vermitteln, sollten Sie sich vor den Arm Ihres Partners hocken und die Schulter zwischen beide Hände nehmen. Nun den gesamten Arm mit festem Druck bis zu den Fingerspitzen hinabstreichen.

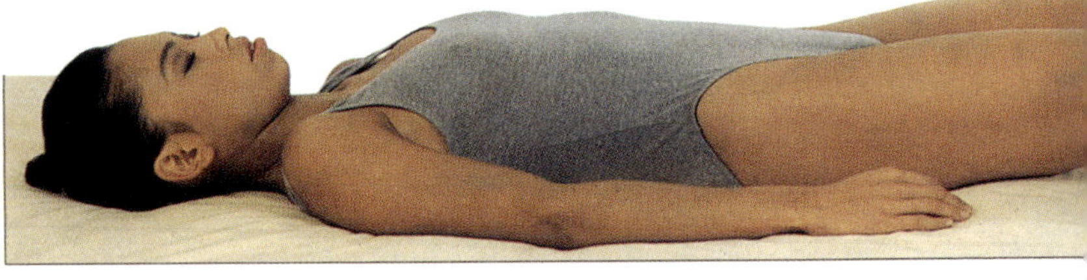

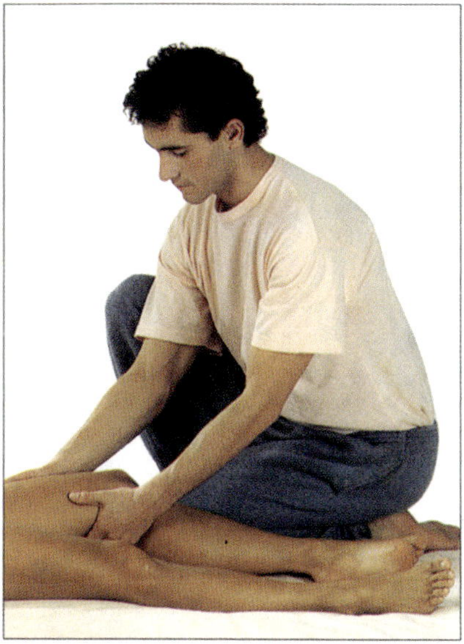

3 Eine Hand unter das Becken schieben und die andere Hand innen unter dem Schenkel plazieren. Mit der oberen Hand unter das Gesäß und über den Schenkel fahren. Mit beiden Händen das Bein umgreifen und bis zu den Zehenspitzen hinabstreichen.

4 ▽ Die Entspannungstechniken auf der anderen Körperhälfte wiederholen. Den Abschluß bildet eine Ganzkörperdehnung, die der Lockerung der Beine und Füße dient. Hierzu die Fersen umgreifen und anziehen, wobei Sie die Zugkraft durch Zurücklehnen verstärken. Die Anspannung allmählich verringern und die Füße dann auf die Matratze zurückführen.

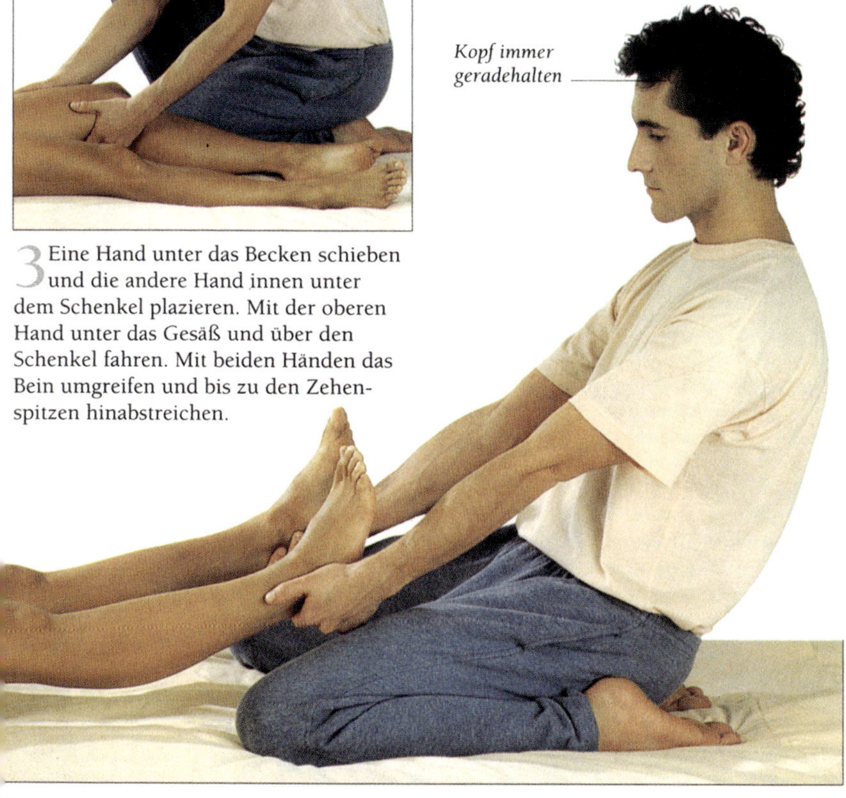

MASSAGEÖLE

27 WARUM ÖLE VERWENDEN?

Massageöle sind ein willkommenes Hilfsmittel zur Verringerung des Reibungswiderstands. Sie enthalten Nährstoffe für Haut und Gewebe. Wählen Sie ein mild riechendes Basisöl, das nicht klebt.

- Veredeln Sie das Basisöl mit Pfirsich-, Avocado- oder Mandelöl.
- Verwenden Sie bei Bedarf Talkumpulver anstatt Öl (nicht für lange, kontinuierliche Streichungen).
- Fügen Sie dem Basisöl etwas Weizenkeimöl hinzu.

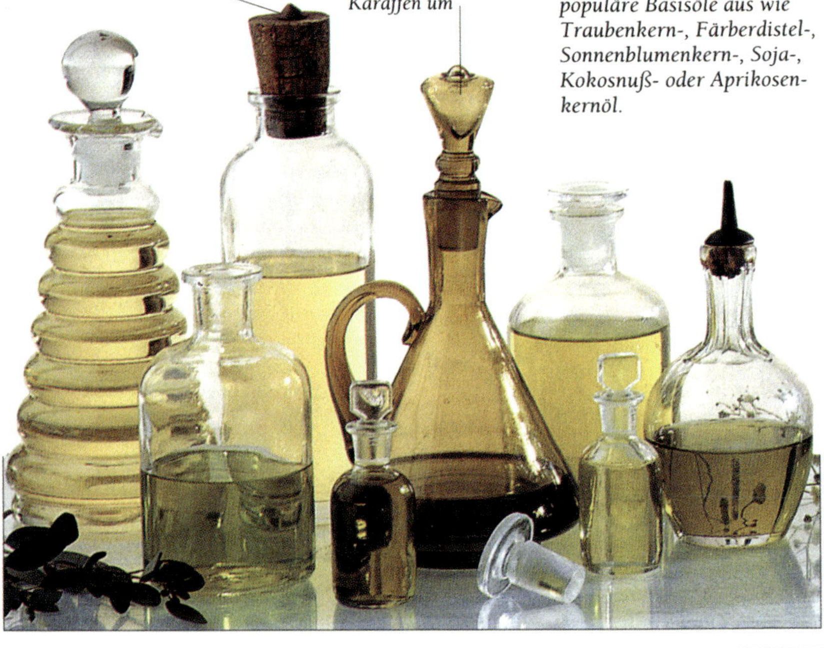

Ein dicht schließender Korken hält das Öl sauber

Gießen Sie die Öle in attraktive Karaffen um

DIE QUAL DER WAHL
Probieren Sie verschiedene populäre Basisöle aus wie Traubenkern-, Färberdistel-, Sonnenblumenkern-, Soja-, Kokosnuß- oder Aprikosenkernöl.

28 WIEVIEL ÖL?

Gießen Sie für die Erstanwendung etwa einen Teelöffel Öl in die Hand, um es auf dem Körper zu verreiben. Für eine Ganzkörpermassage benötigen Sie etwa 30 ml Öl. Die Haut sollte stets ausreichend befeuchtet sein.

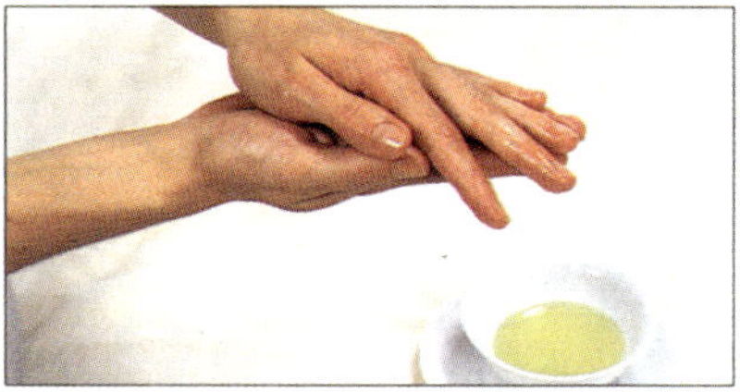

ZUVIEL ÖL MACHT DIE HAUT KLEBRIG

29 ÖLE AUFTRAGEN

Das Öl zunächst in die hohle Hand und nicht direkt auf den Körper des Partners träufeln, durch Verreiben erwärmen und mit gleichmäßig fließenden Bewegungen auf der Haut verteilen. Anfangs nicht zuviel Öl verwenden. Es ist besser, bei Bedarf etwas Öl hinzuzugeben, als überschüssiges Öl von der Haut abwischen zu müssen.

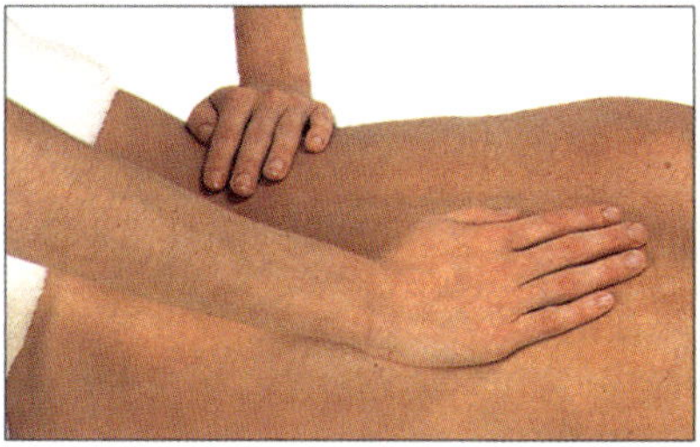

ÖL GLEICHMÄSSIG VERTEILEN

30 WÄRMEHAUSHALT

Decken Sie nicht massierte Regionen stets mit einem Handtuch ab, da ein eingeölter Körper Wärme verliert. Ein Abfall der Körpertemperatur würde die Entspannung zunichte machen.

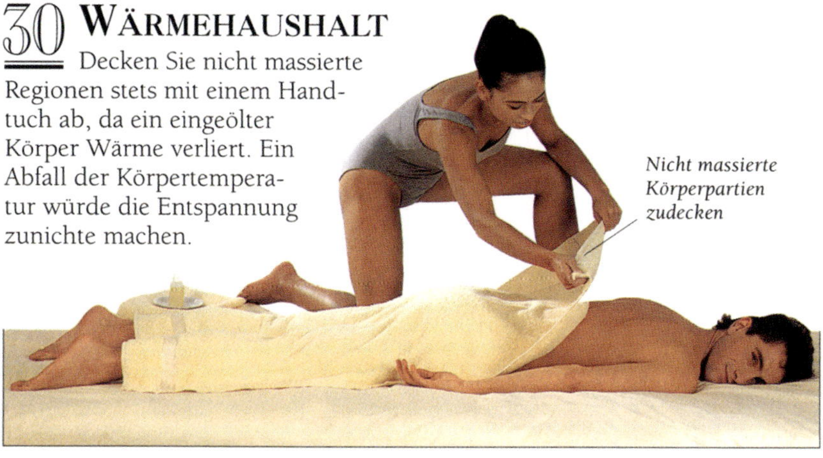

Nicht massierte Körperpartien zudecken

Rücken und Schultern

31 Rücken-Effleurage

Entspannen Sie den Rücken mit einer Abfolge gleichmäßig fließender Streichungen (Effleurage). Verwenden Sie diese Massagetechnik zur Dehnung der Rückenmuskulatur, und zur Anregung des Herz-Kreislauf-Systems. Hierzu mit den beidseits des Rückgrats plazierten Händen so weit wie möglich die langen Rückenmuskeln hinabstreichen. Die Hände in einer ununterbrochenen Bewegung fächerförmig zu den Flanken, über die Konturen des Brustkorbs, über die Schulterblätter und zum äußeren Schulterrand führen.

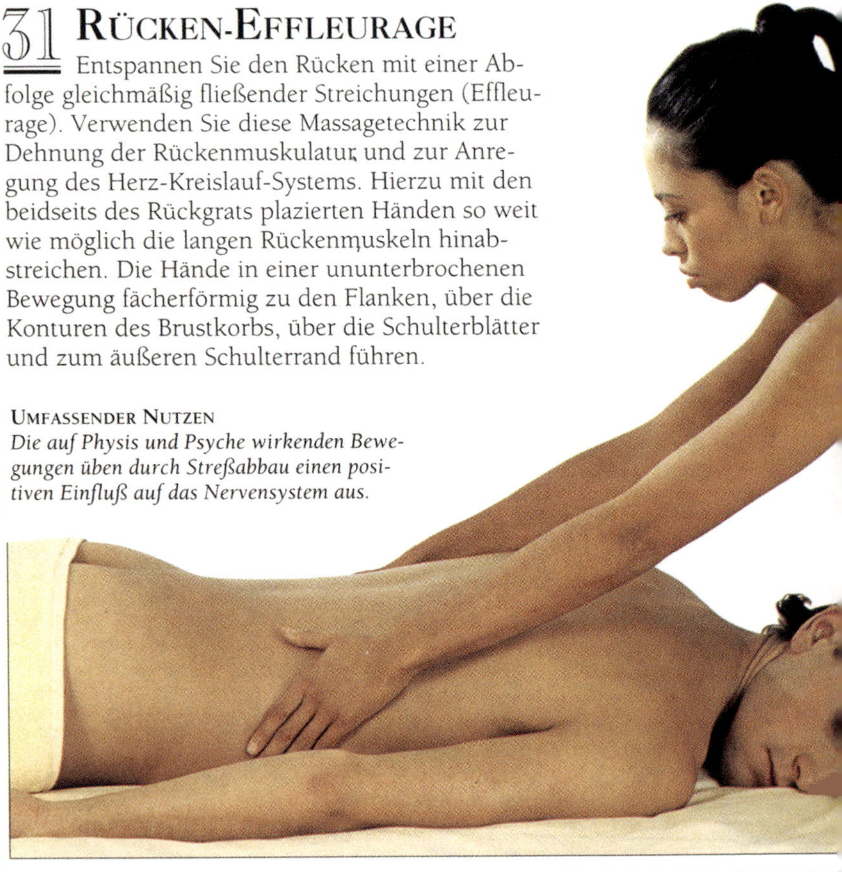

Umfassender Nutzen
Die auf Physis und Psyche wirkenden Bewegungen üben durch Streßabbau einen positiven Einfluß auf das Nervensystem aus.

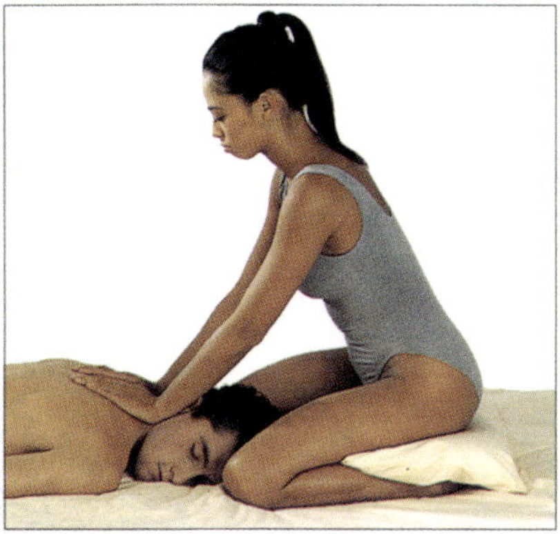

PASSENDER RAHMEN
Die Rücken-Effleurage erfolgt mit der flachen Hand und unter gleichbleibendem Druck. Vor und nach den kraftvolleren Techniken eingesetzt, bildet sie einen geeigneten Rahmen.

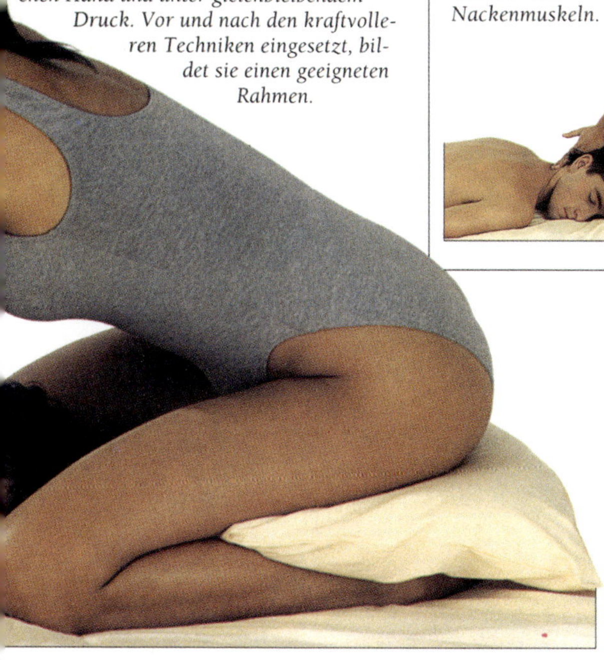

32 SPANNUNGSABBAU

Schließen Sie die Rücken-Effleurage ab, indem Sie die Hände über den Schulterrand ohne zu zerren bis zum Nackenansatz führen. Nun die Hände aufrichten und über den Kopf streichen lassen. Die gesamte Sequenz möglichst mehrmals wiederholen.

NACKENLOCKERUNG
Diese angenehme Streichung entspannt die Rücken- und Nackenmuskeln.

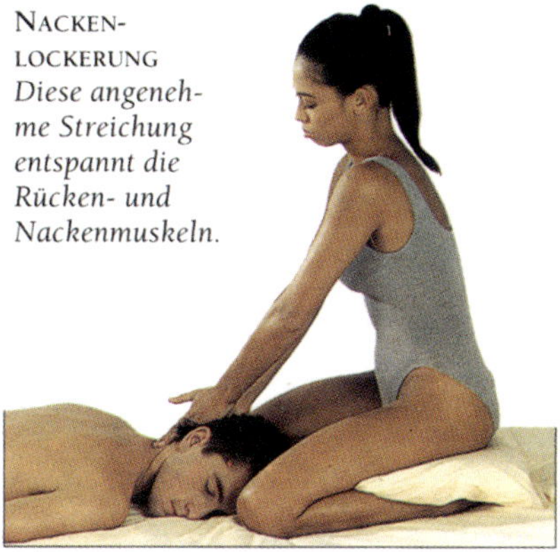

PRAKTISCHER TIP
Die nicht nur am Rükken, sondern am gesamten Körper anwendbare Effleurage dient der Vorbereitung der Körperpartie auf nachfolgende Techniken.
Die Streichungen niemals abrupt beenden, sondern immer schrittweise abrunden oder nach außen führen.

33 Fächer-Streichung

Die Fächerstreichung dient der Lockerung und Dehnung der Muskulatur. Hierzu mit den beidseits der Rückgratbasis plazierten Handflächen sanft den Rücken hinauffahren. Die Hände ausfächern und eng an die Flanken geschmiegt nach unten führen. Die Hände mit nach außen gedrehten Handgelenken in die Ausgangsposition zurückführen.

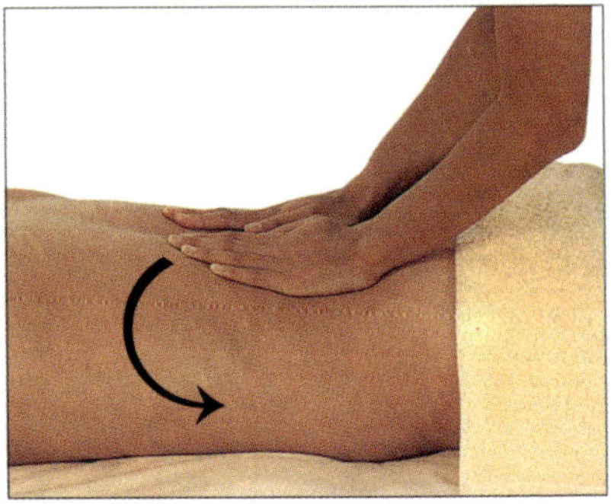

Körpergewicht auf Hände verlagern

34 Kreisförmige Streichung

Um eine ununterbrochene Kreisbewegung zu gewährleisten, sollten Sie beide Hände nebeneinander auf der Hüfte plazieren und eine kreisende Bewegung einleiten. Nun die rechte Hand abheben, damit die untergeschobene linke Hand den Kreis vollenden kann, bevor die rechte Hand erneut einsetzt. Die Streichung entspannt und lockert die Muskeln von Rücken, Bauch und seitlichem Brustkorb.

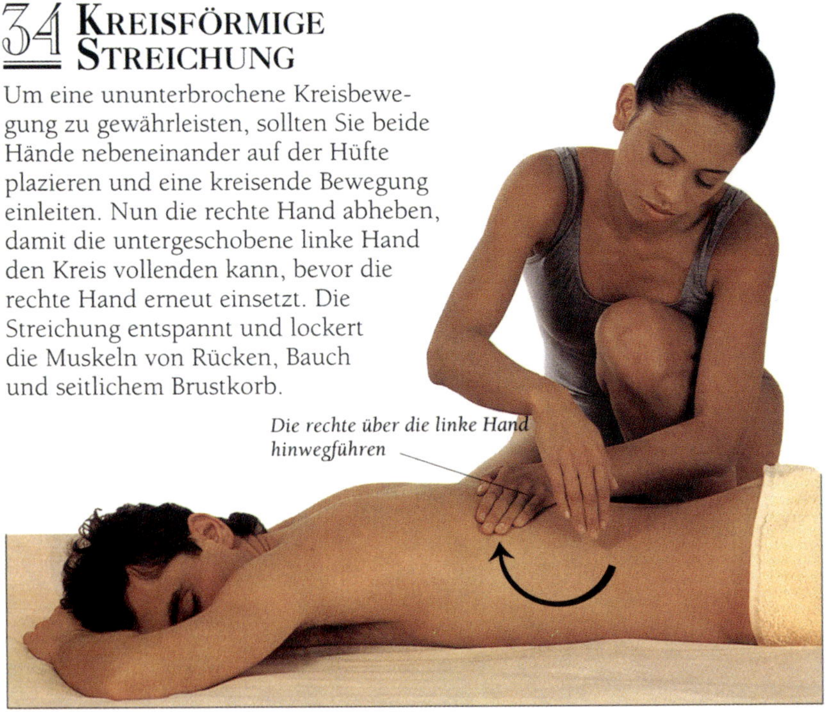

Die rechte über die linke Hand hinwegführen

35 QUERSTREICHUNG

Die Querstreichung dient der oberflächlichen Muskelmassage und erstreckt sich von der Lendenregion bis zu den Schulterblättern. Sie dehnt die Rückenmuskeln und erzeugt im unteren und mittleren Rückenbereich eine leichte Reibung.

- Die Streichung stets als Fließbewegung durchführen.
- Konzentrieren Sie sich vor allem auf die Verspannungen in der Lendenregion.
- Achten Sie vor allem dann auf Ihre eigene Haltung, wenn Sie sich nach vorn beugen, um die abgewandte Körperhälfte zu erreichen.
- Erhöhen Sie das Tempo Ihrer Bewegungen schrittweise.

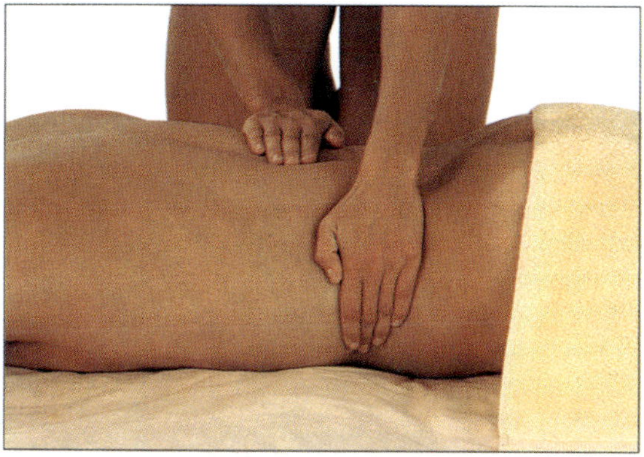

1 Plazieren Sie sich in bequemer Haltung neben Ihrem Partner. Schmiegen Sie die Hände mit nach vorn weisenden Fingern eng an beide Flanken an, und lassen Sie die Fingerspitzen der abgewandten Hand leicht unter den Körper gleiten. Üben Sie mit Handtellern und Fingern einen spürbaren, doch nicht zu starken Druck aus.

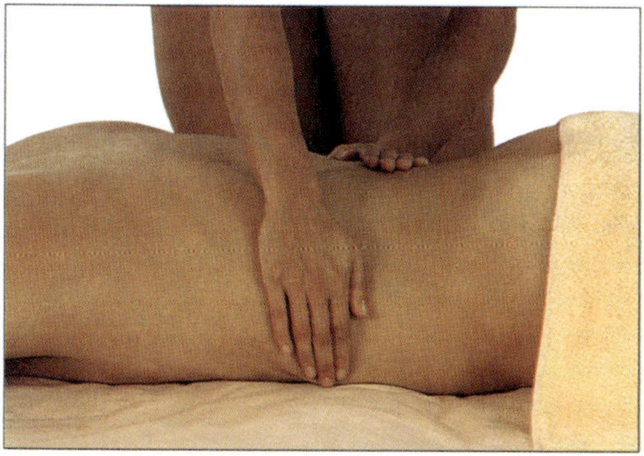

2 Lassen Sie die Hände aneinander vorbeigleiten, bis sie die entgegengesetzten Seiten erreicht haben. Fahren Sie auf der Ihnen zugewandten Seite mit dem Handballen bis zur Unterlage hinab. Wiederholen Sie dieses Wechselspiel, indem Sie die Hände jeweils etwas verlagern, bis Sie den gesamten Rücken erfaßt haben.

36 RÜCKEN-STRECKUNG

Streckungen sind kräftige Gleitbewegungen, die dem Körper ein Längen- und Breitengefühl vermitteln. Verspannungen des Rückens, der Flanken, Arme und Beine können auf diese Weise gelöst werden.

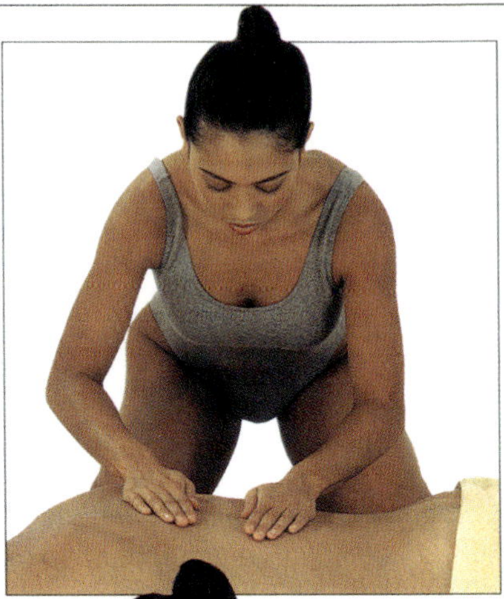

1 ▷ Die flachen Hände nebeneinander auf der Rückenmitte plazieren und zur Erzielung eines maximalen Effekts unter stetem Druck langsam in entgegengesetzte Richtungen gleiten lassen.

2 Die rechte Hand fährt von der Rükkenmitte zum Nackenansatz, die linke bis zum Kreuzbein. Lassen Sie die Hände in dieser energieausgleichenden Stellung verweilen.

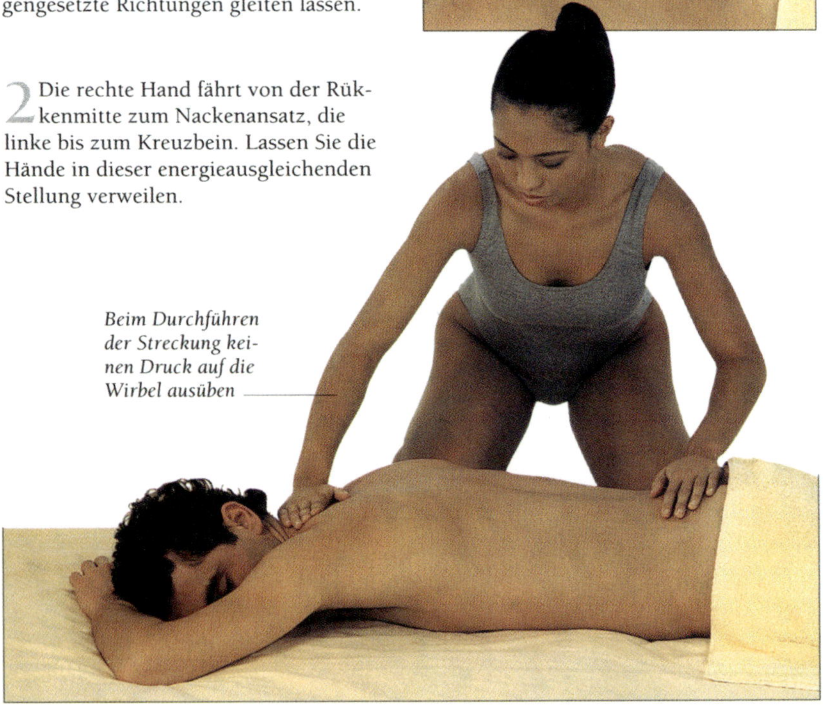

Beim Durchführen der Streckung keinen Druck auf die Wirbel ausüben

37 FEDERSTREICHUNG

Fahren Sie mit den Fingerspitzen in einer steten Fließbewegung sanft über den Rücken. Verwenden Sie diese Technik, um ein Prickeln zu erzeugen oder um eine Massage im Anschluß an eine Effleurage abzuschließen.

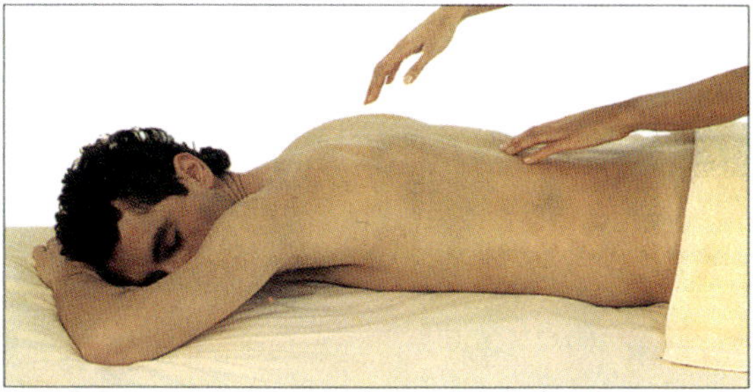

ERHÖHEN SIE DEN DRUCK, FALLS IHR PARTNER KITZLIG IST

38 RÜCKENKNETUNG

Die Knetung kommt zum Einsatz, nachdem die Muskulatur mit Hilfe der sanfteren Streichungen aufgewärmt wurde. Nehmen Sie mit einer Hand einen Muskelwulst auf, und führen Sie ihn rollend der anderen Hand zu. Bearbeiten Sie auf diese Weise nach und nach die Muskulatur des Gesäßes, der Flanken und des Schulterrands. Eine gründliche Schulter- und Nackenknetung bildet den Abschluß.

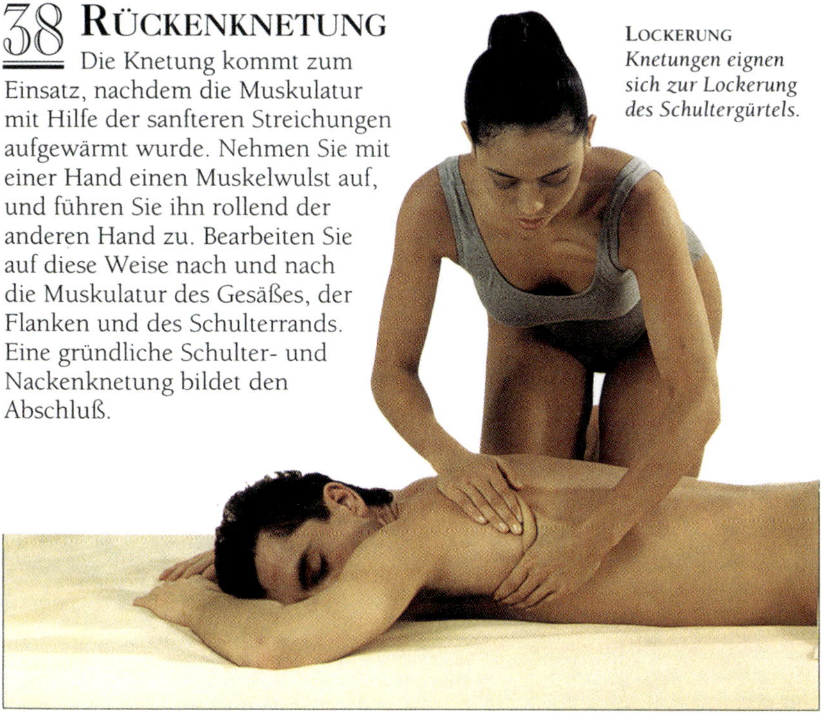

LOCKERUNG
Knetungen eignen sich zur Lockerung des Schultergürtels.

39 VERSPANNUNGEN LÖSEN

Kneten Sie den Schulterrand kräftig durch, und konzentrieren Sie sich auf den schmalen Muskelbereich zwischen oberem Schulterblattrand und Nackenansatz. Rollen Sie die Muskeln von einer Hand in die andere, um aufgestaute Verspannungen des Nackens zu lösen und dem Phänomen des steifen Nackens zu begegnen.

GROSSE WIRKUNG
Entspannte Schultern können Angstzustände reduzieren.

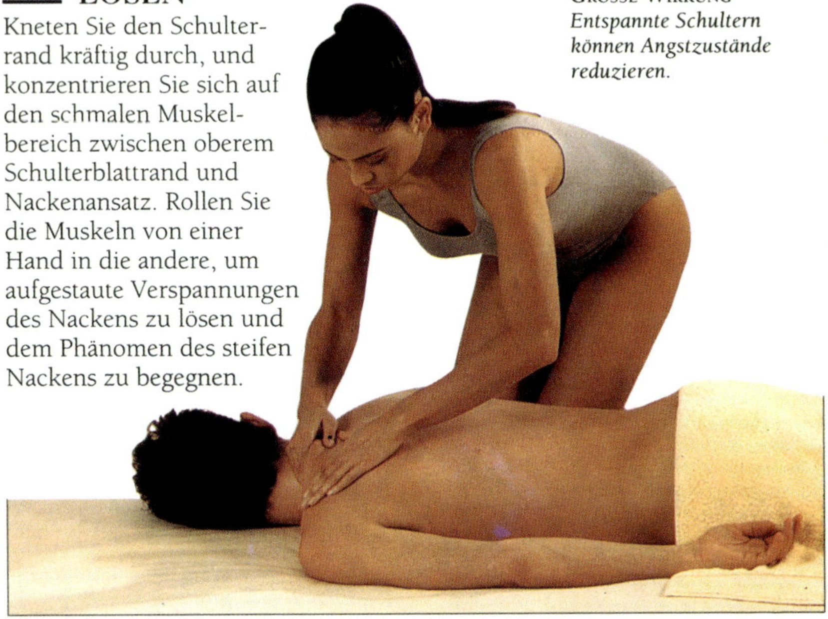

40 SCHULTERKNETUNG

Umgreifen Sie die Schultern Ihres Partners, und drücken Sie die Muskeln mit Handballen und Fingern zusammen, bevor Sie den Griff lösen. Schultern gut durchkneten.

Vor dem Durchkneten die Muskulatur mit sanften Streichungen aufwärmen und bearbeiten, bis sich steife Schultermuskeln spürbar lockern. Effleurage anschließen.

41 RÜCKEN-PETRISSAGE

Die Petrissage ist eine kraftvollere Massagetechnik und dient dazu, einzelne Muskeln knochenwärts zu massieren.

• Fingerspitzen, Daumen oder Handballen in die Haut einsinken lassen und kleine Kreise oder feste, kurze Streichungen vollziehen.

42 WIRBELSÄULE

Verwenden Sie die Petrissage, um die Wirbelsäule und damit den gesamten Körper zu entspannen. Die Rücken-Petrissage korrigiert die Haltung, indem sie Spannungen entlang der Wirbelsäule sowie Bänderdehnungen reduziert und die Elastizität der Rückenmuskulatur erhöht. Diese Tiefenstreichungen dienen darüber hinaus der Ausschwemmung von Giftstoffen und Stoffwechselresten in das Kreislaufsystem und somit der Entschlackung.

PROBLEMSTELLEN
Verknotungen gezielt behandeln.

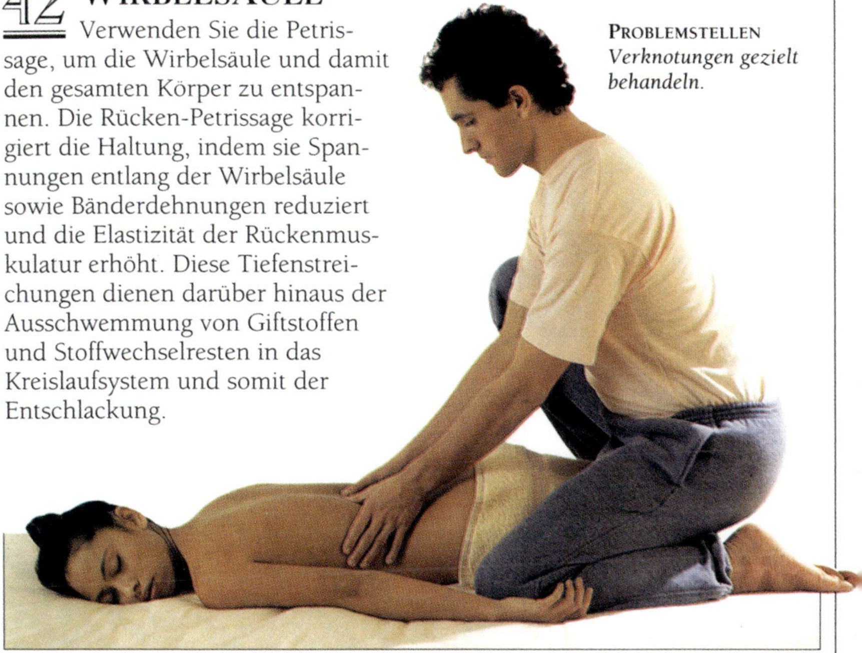

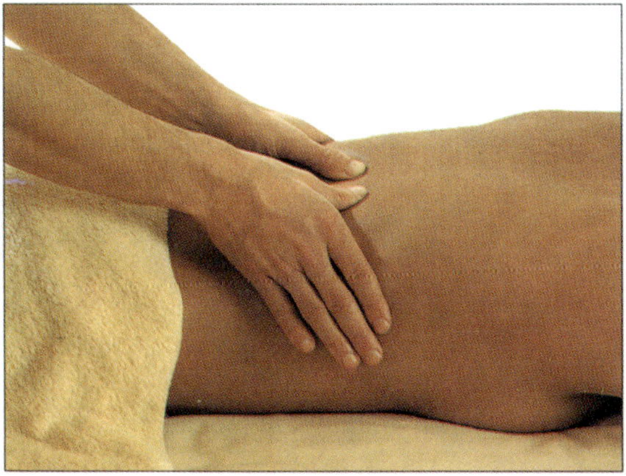

1 △ In Streichrichtung plaziert, mit den Daumenkuppen fest in die Vertiefungen auf beiden Wirbelseiten drücken; die übrigen Finger bleiben abgespreizt.

2 ◁ Die Daumen streichen in einer fließenden Bewegung von der Rückgratbasis nach oben. Bei den Schulterblättern angelangt, gleiten die Hände über die Schultern und die Flanken hinab.

43 KREUZBEIN

Das Kreuzbein ist ein flacher Knochen am Ende der Wirbelsäule. Stete Haltungsfehler und Muskelbelastungen erzeugen Verspannungen im Kreuzbein und der Lendenregion. Eine entsprechende Massage verfehlt ihre Wirkung nie.

- Das Kreuzbein vor und nach der Petrissage mit Streichungen entspannen. Wenig Massageöl nehmen, da die Finger sonst nicht tief genug in die Muskeln eindringen können.
- Eine Massage dieser Region vermittelt Behaglichkeit.

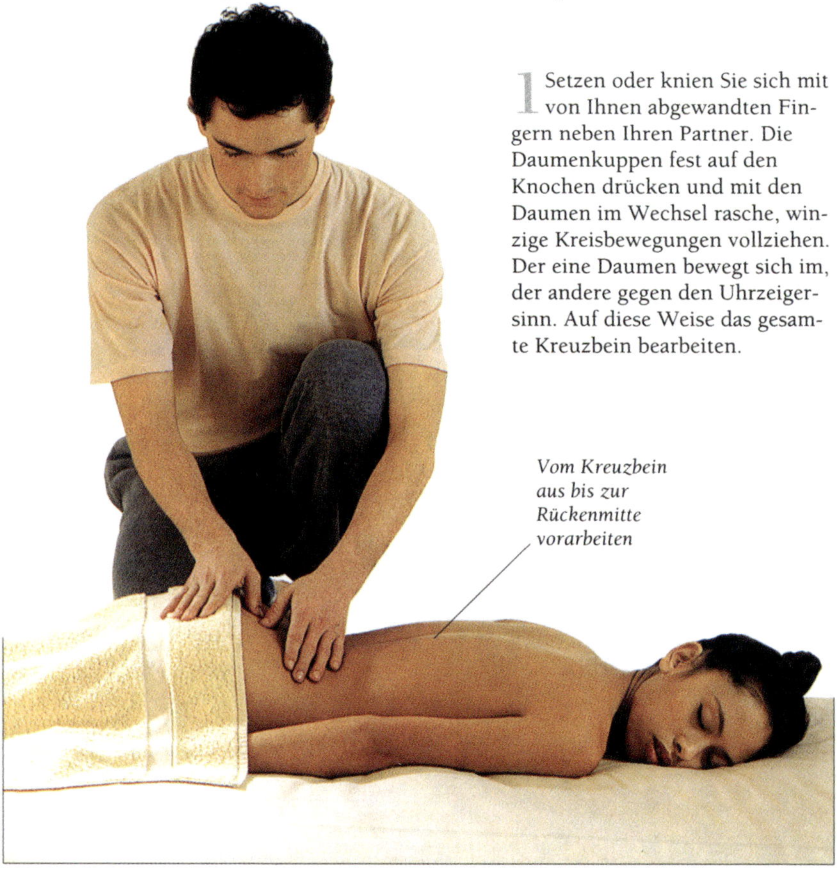

1 Setzen oder knien Sie sich mit von Ihnen abgewandten Fingern neben Ihren Partner. Die Daumenkuppen fest auf den Knochen drücken und mit den Daumen im Wechsel rasche, winzige Kreisbewegungen vollziehen. Der eine Daumen bewegt sich im, der andere gegen den Uhrzeigersinn. Auf diese Weise das gesamte Kreuzbein bearbeiten.

Vom Kreuzbein aus bis zur Rückenmitte vorarbeiten

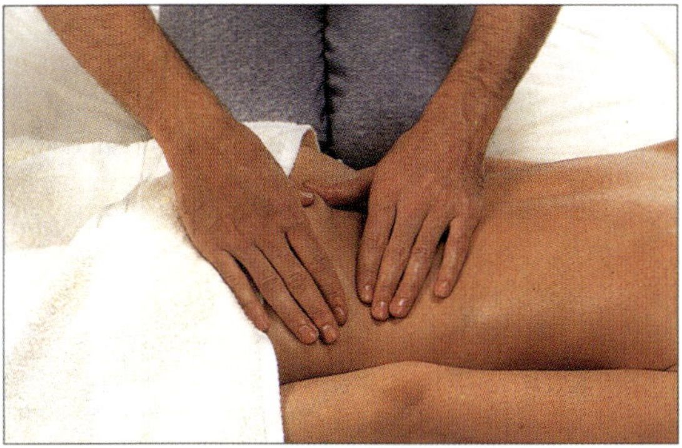

2 Die rechte Hand mit abgespreiztem Daumen über das Kreuzbein legen und kräftig in Richtung auf die linke Hand streichen, um die Muskeln, die das Kreuzbein umgeben, leicht zu lokkern. Mit der Kuppe des rechten Daumens weitere kleine, mahlende Kreisbewegungen gegen den Knochen vollziehen.

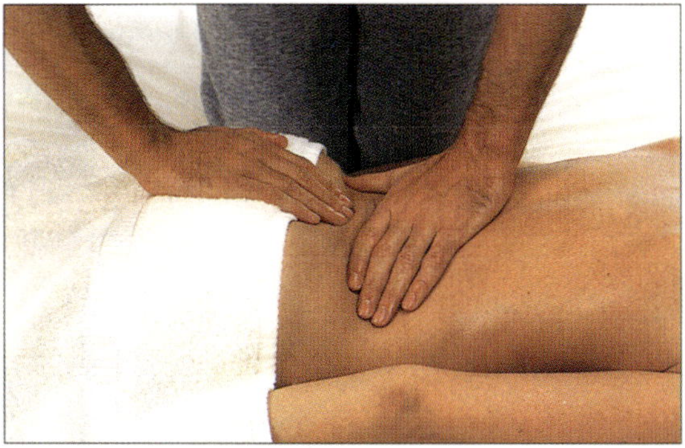

3 Richten Sie sich etwas auf, und schieben Sie die linke Hand gegen das Kreuzbein, während Sie die rechte Hand so drehen, daß die Finger zur Wirbelsäule zeigen. Die Hand eng an das Gesäß anschmiegen, mit den Fingerspitzen steten Druck auf das Kreuzbein ausüben und kleine Kreisbewegungen vollziehen.

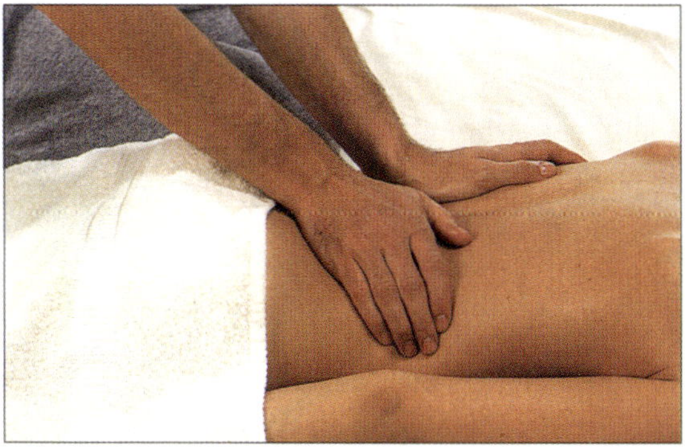

4 Verlagern Sie Ihre Position etwas weiter nach oben, um mit der Rückenmassage fortzufahren. Führen Sie vom Kreuzbein an rückenaufwärts mit den Daumen und Handballen alternierende Fächerstreichungen durch. Beide Hände wechseln einander ab, um während der fließenden Bewegung Druck auszuüben.

44 Die Wirbelsäule entspannen

Plazieren Sie Ihre leicht abgespreizten Hände beidseits des Rückgrats, und lassen Sie die Daumen möglichst weit den Rücken hinabstreichen, bevor Sie die Hände über die Flanken und Schultern zurückführen. Die Streichung wenigstens zweimal wiederholen.

- Dient der Behebung von Bänderdehnungen, dem Spannungsabbau und der Elastizität der Stützmuskulatur. Nur nach vorhergehender Effleurage anwenden.
- Unvermitteltes Einwirken auf einen Muskelbereich führt zu unangenehmen Verspannungen.

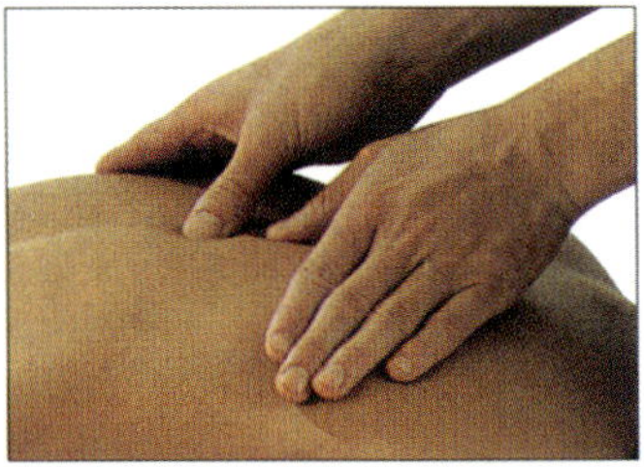

Daumen schafft Entspannung
Beide Daumen nacheinander mit kurzen, kräftigen Streichungen seitlich die Wirbelsäule entlangführen und die Bewegung auf der anderen Seite wiederholen.

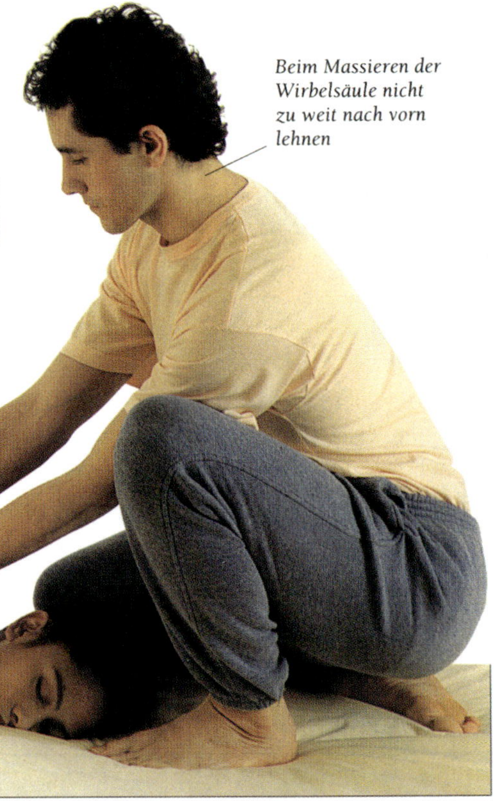

Beim Massieren der Wirbelsäule nicht zu weit nach vorn lehnen

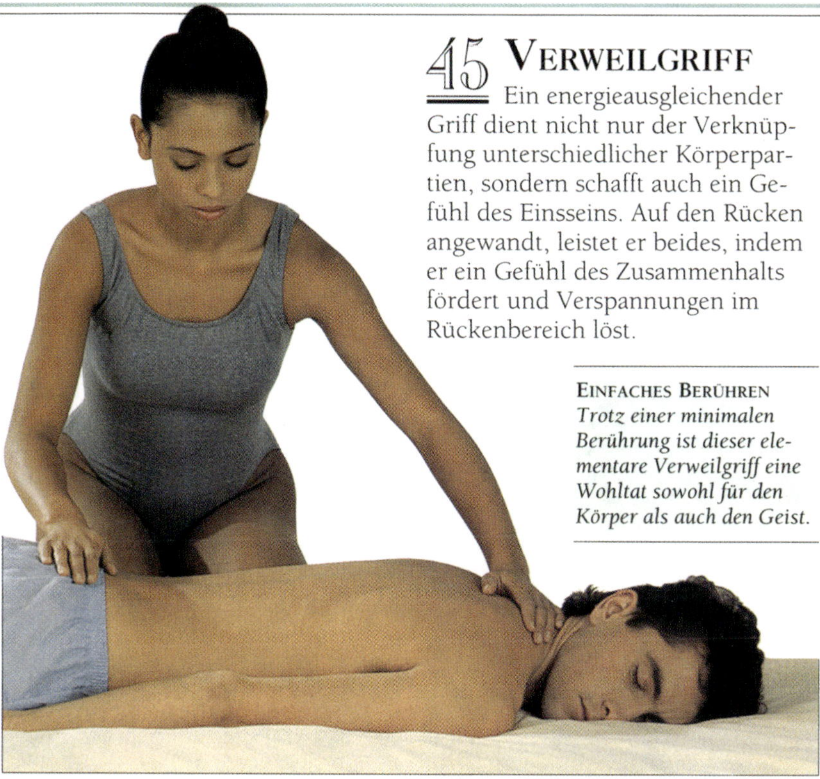

45 VERWEILGRIFF

Ein energieausgleichender Griff dient nicht nur der Verknüpfung unterschiedlicher Körperpartien, sondern schafft auch ein Gefühl des Einsseins. Auf den Rücken angewandt, leistet er beides, indem er ein Gefühl des Zusammenhalts fördert und Verspannungen im Rückenbereich löst.

EINFACHES BERÜHREN
Trotz einer minimalen Berührung ist dieser elementare Verweilgriff eine Wohltat sowohl für den Körper als auch den Geist.

1 △ Legen Sie eine Hand auf die für die Kopfbewegungen verantwortlichen Nackenwirbel, um bei Ihrem Partner tiefes Wohlbehagen zu erzeugen. Schaffen Sie in der Wirbelsäule ein Gefühl des Ausgleichs, indem Sie die andere Hand sanft über dem Kreuzbein ablegen.

2 ▷ Halten Sie die Hände dicht über der Rückenmitte, und lassen Sie sie sacht auf die Wirbelsäule hinabsinken. Stellen Sie sich vor, daß Ihr Atem wie ein elektrischer Strom von Ihren Händen in den Körper Ihres Partners fließt.

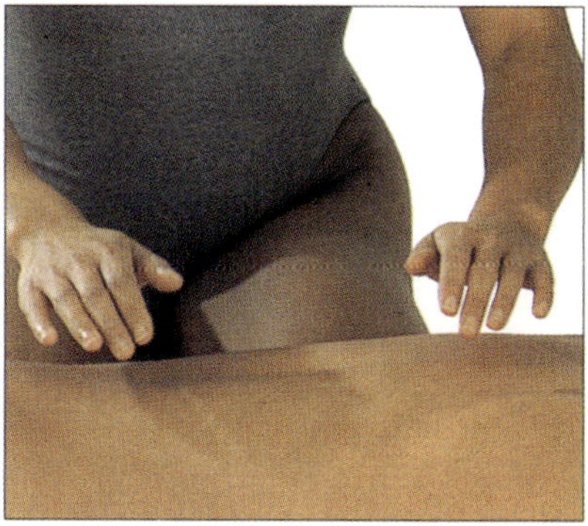

MASSAGE DES UNTERKÖRPERS

46 BEINSTREICHUNG

Eine Massage der Beine kann auch den Unterkörper und Rücken von aufgestauten Spannungen und Belastungen befreien. Die Beinstreichung dient der Erwärmung, Beruhigung und Dehnung der Beinmuskulatur und fördert in der Aufwärtsbewegung den Rücktransport des Blutes. Zunächst mit Abwärtsstreichungen Öl auftragen.

1 Mit den parallel auf der Fersenregion plazierten Händen gleichmäßig bis zur Wade hinaufstreichen.

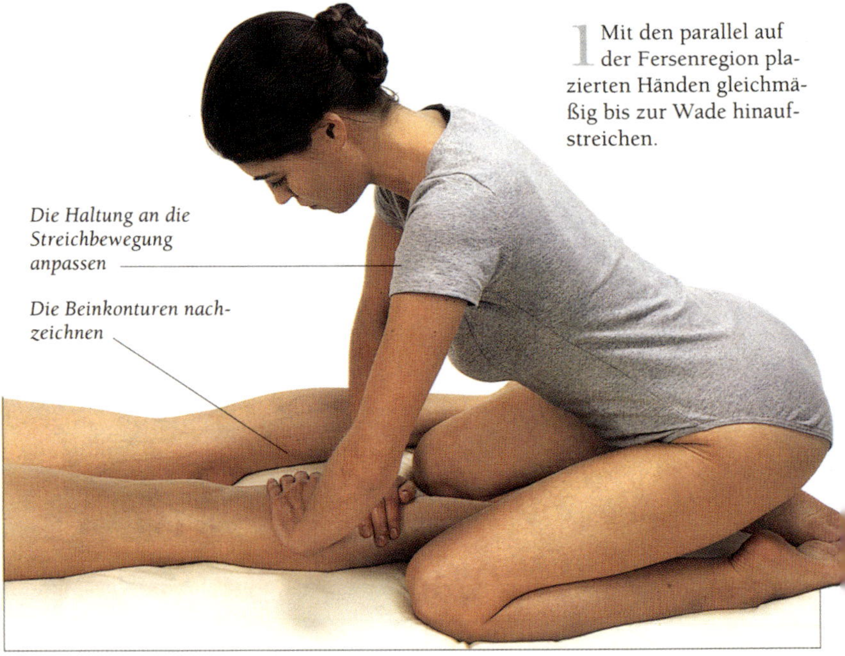

Die Haltung an die Streichbewegung anpassen

Die Beinkonturen nachzeichnen

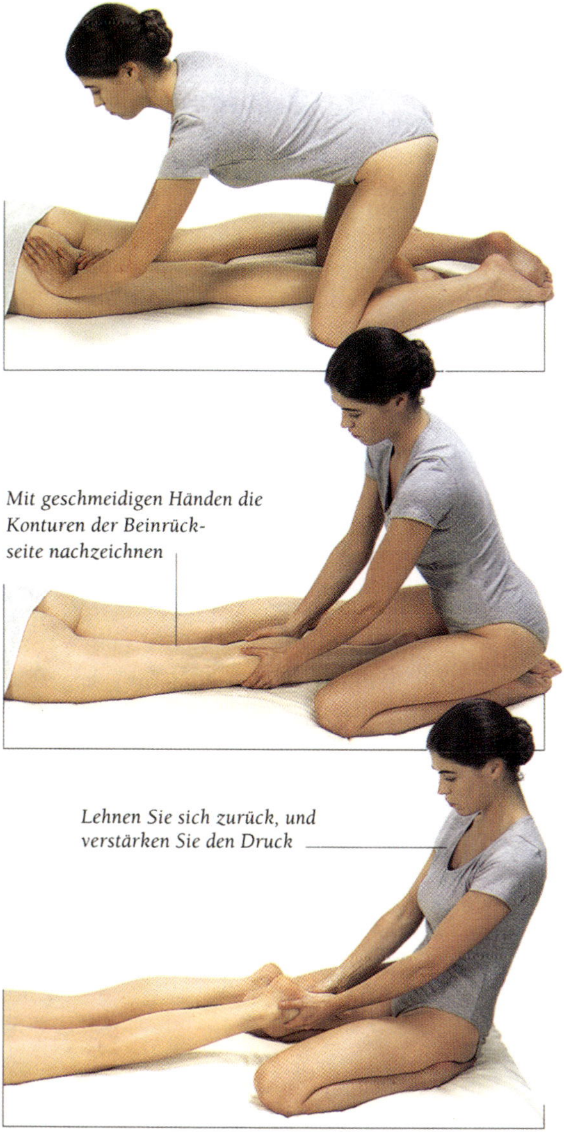

2 Verlagern Sie Ihr Gewicht in die Bewegung, während Ihre Hände beinaufwärts streichen. Beim Passieren der Kniekehle den Druck verringern. Nach vorn lehnen. Lassen Sie die Führhand um das Gesäß fahren und die andere Hand auf dem Innenschenkel verweilen. Nun die Führhand über die Hüfte zum Außenschenkel gleiten lassen.

3 Wenn sich beide Hände auf gleicher Schenkelhöhe befinden, müssen sie beidseits unter das Bein gleiten und, das Bein abstützend, kraftvoll vom Oberschenkel zum Fußknöchel gleiten. Dabei sollten Sie sich allmählich immer stärker aufrichten, um die Hüft- und Leistenregion sanft, doch spürbar zu dehnen.

4 Nach Erreichen des Knöchels eine Hand unter den Fußrücken und die andere auf die Fußsohle gleiten lassen. Stärker zurückgelehnt, einen sanften Zug auf das Bein ausüben und über die Zehenspitzen ausstreichen. Das andere Bein in der gleichen Weise bearbeiten, um einen Schlußpunkt zu setzen.

47 WADENKNETUNG

Am Fußende sitzend, Daumen und Handballen auf der Wade plazieren, wobei die Finger die Wade seitlich umschließen. Mit den Händen in einer kreisförmigen Bewegung bis zur Kniekehle und wieder zurück streichen.

• Vor und nach der Knetung einfache Streichungen durchführen, um die Wadenmuskeln aufzuwärmen und zu entspannen.

• Bei jeder nach außen gerichteten Kreisbewegung die Muskeln stärker zusammenpressen.

• Nicht zu starken Druck ausüben, da die Waden hochempfindlich sind. Die zweite Wade in gleicher Weise bearbeiten.

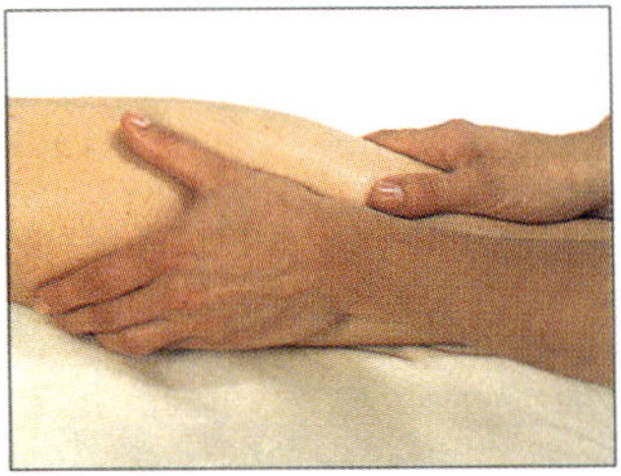

DRUCKPUNKTE
Verwenden Sie Daumen und Handballen, um einen steten Druck auszuüben.

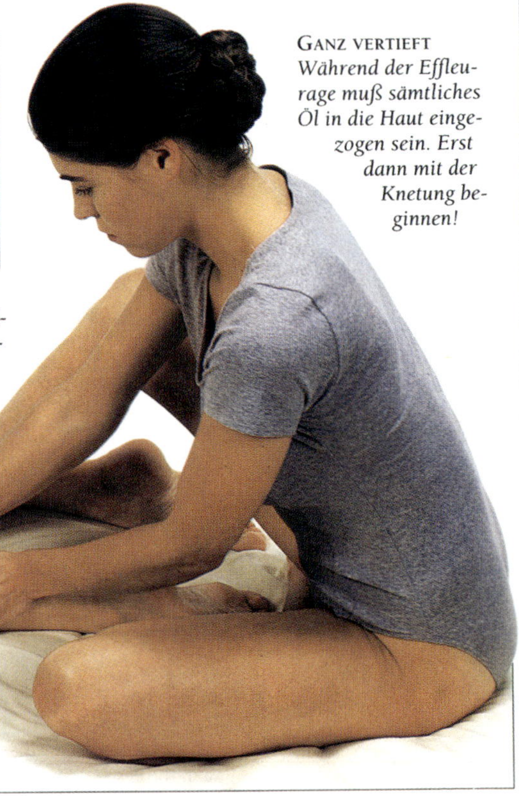

GANZ VERTIEFT
Während der Effleurage muß sämtliches Öl in die Haut eingezogen sein. Erst dann mit der Knetung beginnen!

48 OBERSCHENKEL UND GESÄSS

Plazieren Sie beide Hände mit von Ihnen abgewandten Fingern und abgespreizten Daumen auf dem Oberschenkel Ihres Partners. Den Griff mit den Daumen verankern, mit einer Hand einen Muskelwulst aufnehmen, zwischen Daumen und Zeigefinger zusammenpressen und der anderen Hand rollend zuführen.

- Führen Sie zunächst einige Streichungen durch.
- Knetungen beider Beine fördern die Durchblutung und den Austausch von Gewebeflüssigkeit.
- Verwenden Sie die Knetung des Gesäßes, um emotionale, körperliche oder sexuelle Muskelanspannungen zu beheben.

WECHSEL
Beide Hände spielen sich den Muskelwulst in einer rhythmischen Rollbewegung zu.

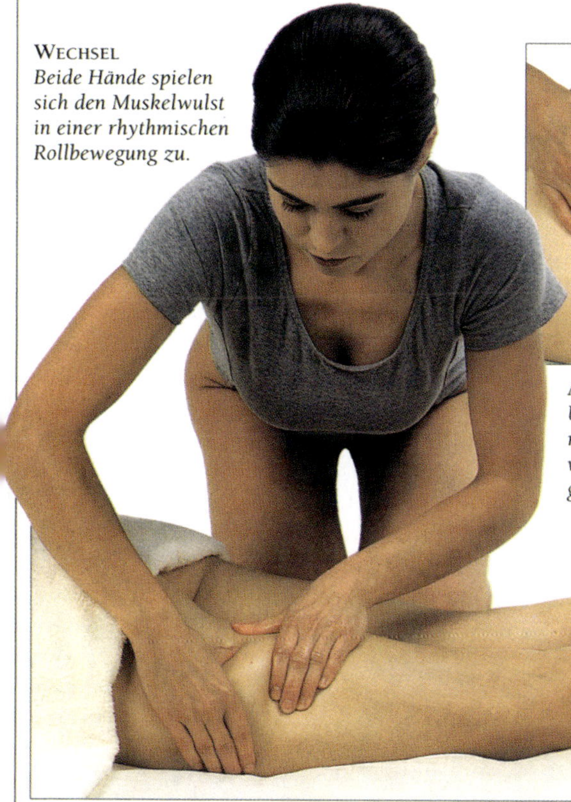

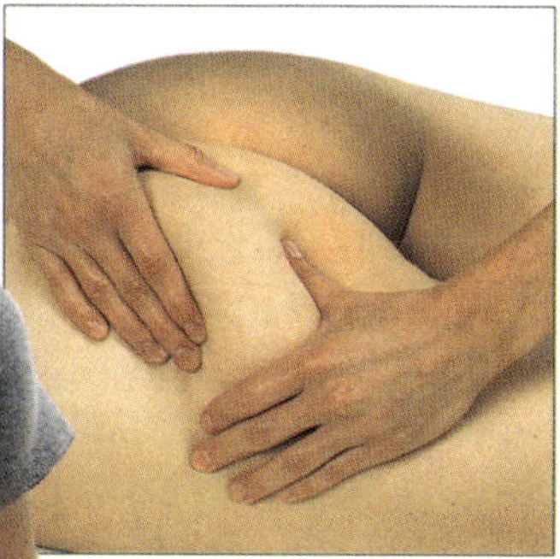

AUSWRINGEN
Üben Sie zusätzlichen Muskelreiz aus, indem Sie die Hände während der Rollbewegung gegeneinander verschränken.

49 ABSCHLUSS

Lassen Sie eine Effleurage auf die Knetungen folgen, und schließen Sie die Beinmassage mit belebenden Hackungen ab. Knien Sie sich neben Ihren Partner, und bearbeiten Sie Gesäß und Beinrückseite mit den Handkanten.

Arbeiten Sie rhythmisch und flott, und halten Sie Hände, Arme und Schultern möglichst immer locker. Angespannte Hände würden der Hackung einen karateartigen Effekt verleihen. Das lebhafte Abprallen der Hände erhöht den Muskeltonus, stimuliert die Nervenendigungen und fördert die Hautdurchblutung Ihres Partners.

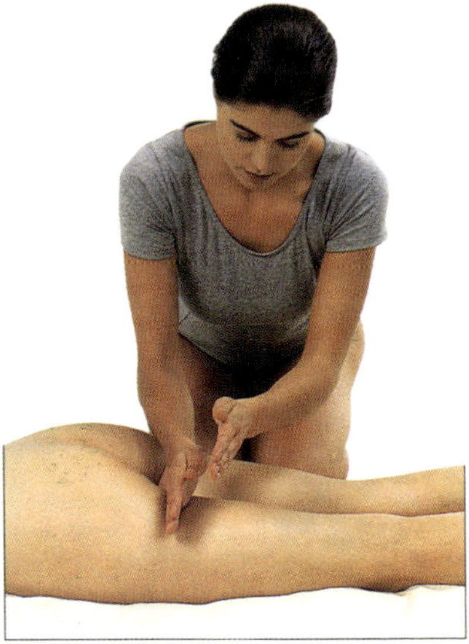

VON LEICHTER HAND △
Vermeiden Sie schwerfällige oder monotone Bewegungen. Knochen, blaue Flecke und Krampfadern nicht bearbeiten.

VERBINDUNGSGRIFF ▽
Verknüpfen Sie beide Körperhälften im Anschluß an die Hackungen, indem Sie eine Hand auf die Fußsohlen und die andere Hand auf das Kreuzbein legen. Verweilen Sie etwa eine Minute in dieser Position.

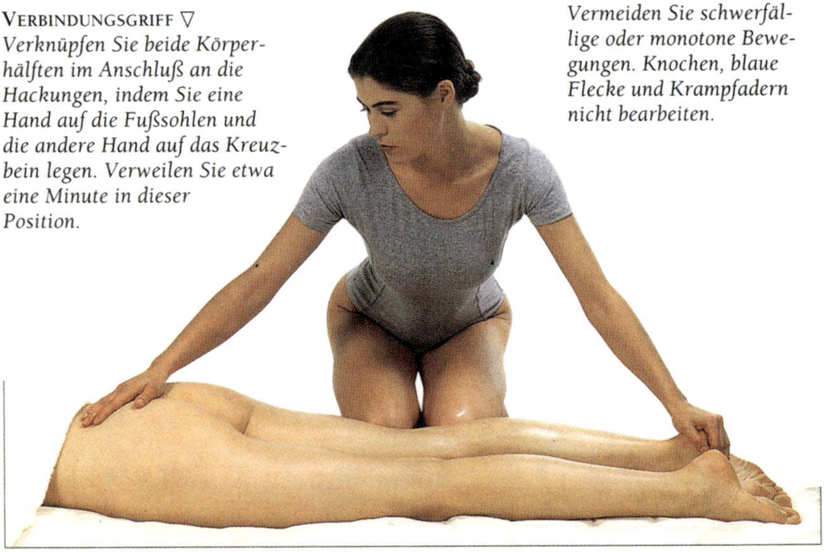

50 UMDREHEN

Wenn Sie Ihrem Partner beim Umdrehen helfen, sollten Sie vor allem darauf achten, daß Sie die Atmosphäre der wohltuenden Ruhe, die Sie während der Rückenmassage hergestellt haben, nicht zerstören. Da sich Ihr Partner in einem Zustand tiefer Entspanntheit befindet, sollten Sie ihn mit sanfter Stimme ansprechen.

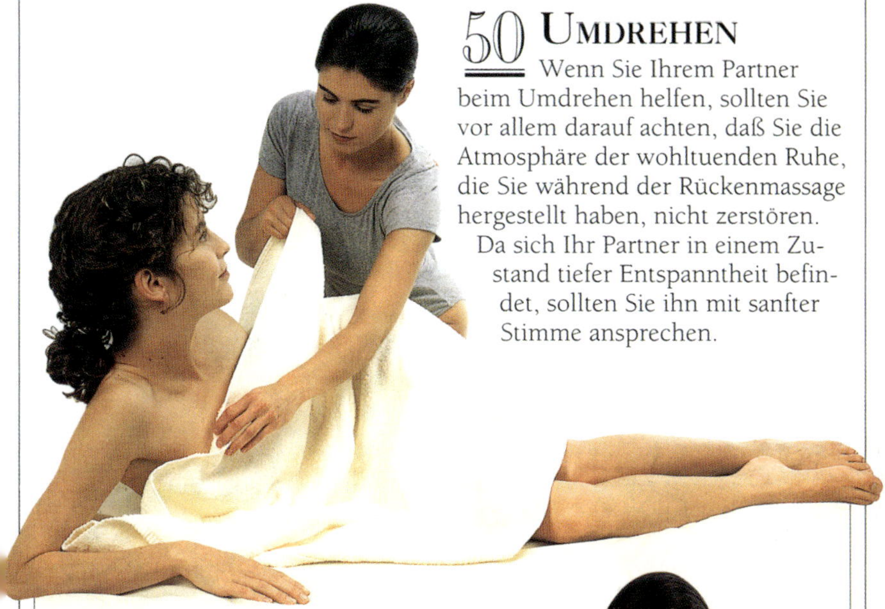

1 △ Bitten Sie den Partner, sich langsam in die Rückenlage zu begeben. Je nach Ihrem Verhältnis zueinander können Sie das Handtuch auch als Sichtblende benutzen.

2 ▷ Decken Sie Ihren Partner mit einem Handtuch zu, und lassen Sie Ihre Hände zwecks Beruhigung und Energieausgleich auf Brust und Bauch ruhen.

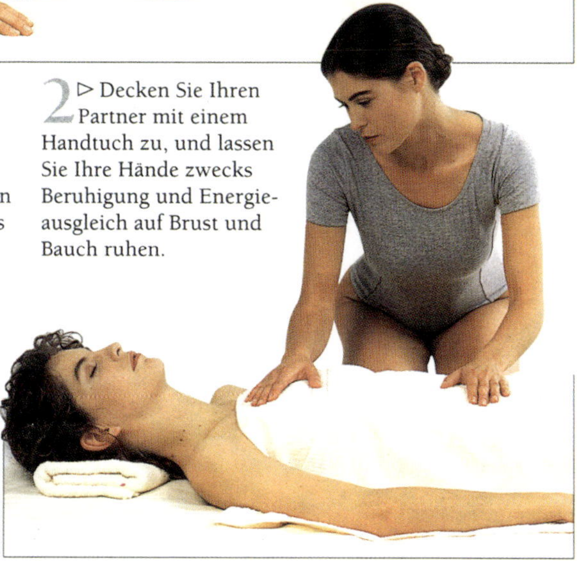

WÄRMEVERLUST
Der Vorderkörper verliert rascher an Wärme als der Rükken und ist eine besonders empfindliche Region. Decken Sie ihn vollständig zu.

Kopf und Gesicht

51 Abschalten

Streß und Angstzustände sind Ursachen für die Entstehung von Verspannungen insbesondere des Kopfes, des Gesichts und Nackens. Diese können durch Massage gelindert werden, doch hierzu muß sich Ihr Partner entspannen und Ihnen die Verantwortung überlassen. Vertrauen Sie Ihren Händen, um Kopf und Nacken bearbeiten zu können.

52 Richtiges Sitzen

Plazieren Sie sich am Kopfende, wenn Sie den Oberkörper Ihres Partners massieren wollen. Legen Sie sich ein Kissen unter, und schieben Sie das Becken nach vorn. Halten Sie Rücken und Schultern möglichst gerade.

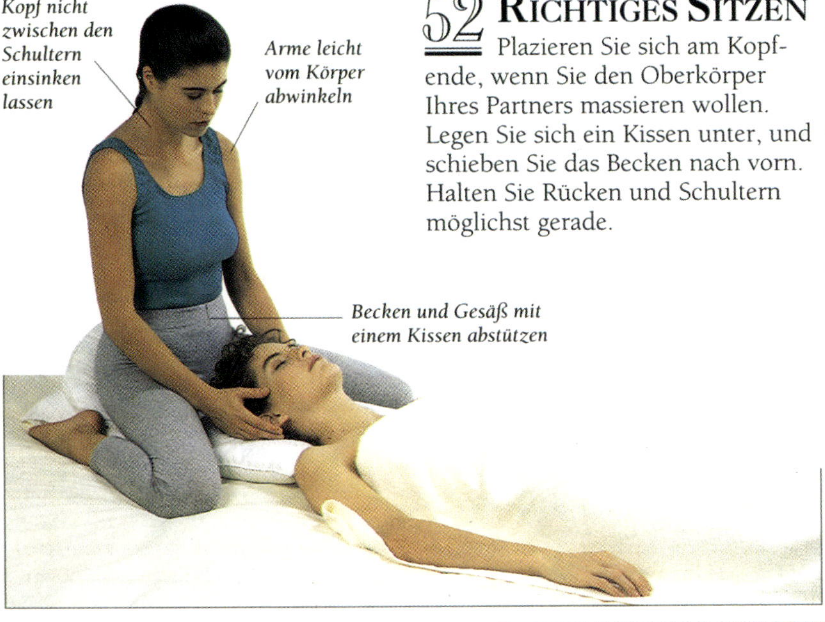
Kopf nicht zwischen den Schultern einsinken lassen
Arme leicht vom Körper abwinkeln
Becken und Gesäß mit einem Kissen abstützen

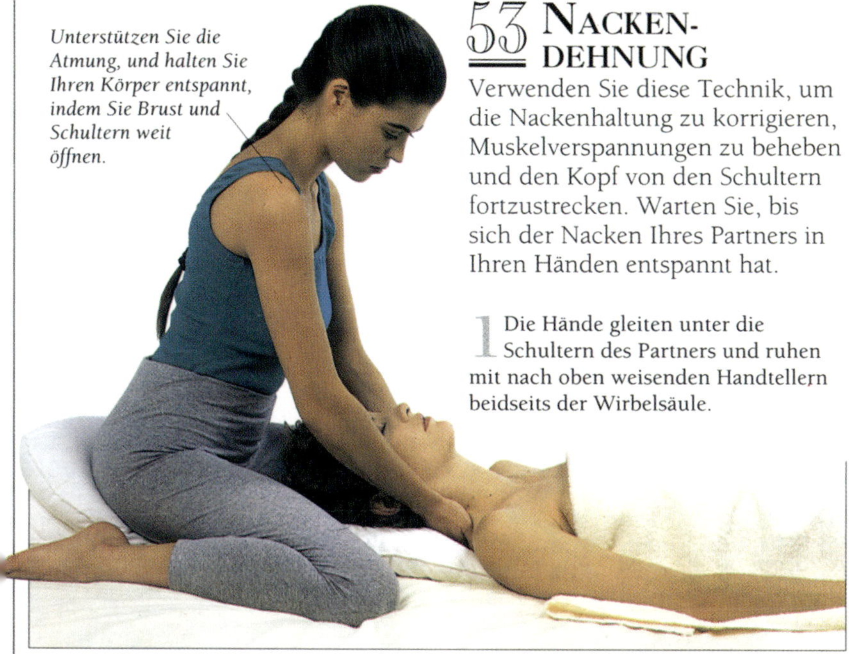

Unterstützen Sie die Atmung, und halten Sie Ihren Körper entspannt, indem Sie Brust und Schultern weit öffnen.

53 NACKEN-DEHNUNG

Verwenden Sie diese Technik, um die Nackenhaltung zu korrigieren, Muskelverspannungen zu beheben und den Kopf von den Schultern fortzustrecken. Warten Sie, bis sich der Nacken Ihres Partners in Ihren Händen entspannt hat.

1 Die Hände gleiten unter die Schultern des Partners und ruhen mit nach oben weisenden Handtellern beidseits der Wirbelsäule.

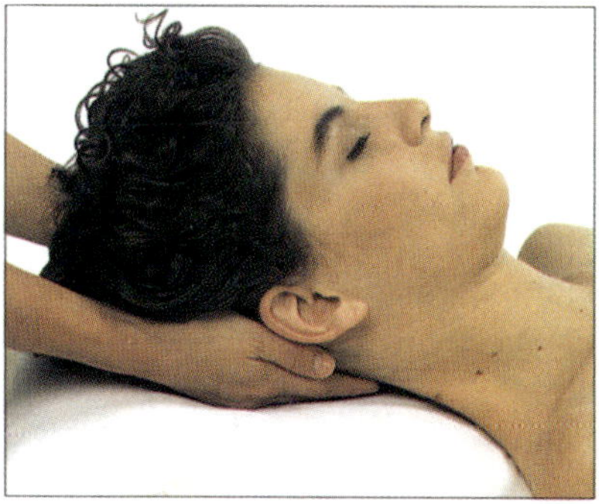

2 Während sich der Nacken entspannt, sollten Sie die Hände zu sich heranziehen, so daß sie den Nacken abstützen. Am Haaransatz den Kopf anheben.

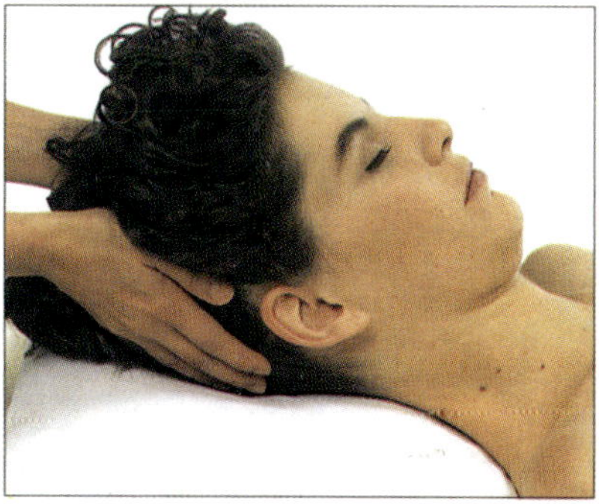

3 Die Hände bis zum Scheitel vom Körper fortziehen. Wiederholen Sie die Bewegung so lange, bis sich der Nacken völlig gelockert und entspannt hat.

54 Scheitelgriffe

Diese Verweilgriffe wirken gegen Nervosität, Streß und körperliche Anspannung. Sie verleihen Ihrer Massage ein Gefühl der Ruhe. Sie können die Griffe zu Beginn oder am Ende einer Ganzkörpermassage oder zur Einleitung einer Massage von Kopf und Gesicht oder Nacken und Schultern verwenden.

- Konzentrieren Sie sich auf Ihre Atmung. Stellen Sie sich vor, sie würde Wärme und Vitalität in Ihre Hände und Finger strömen lassen.
- Halten Sie die Augen geschlossen, um sich besser konzentrieren zu können. Versuchen Sie, mit Ihren Händen möglichst Ruhe und Zuwendung zu vermitteln.

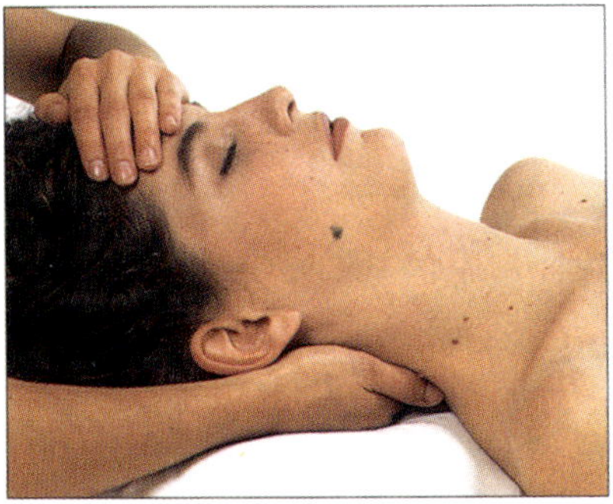

1 △ Rechte Hand unter den Nacken gleiten lassen und die linke Hand in entgegengesetzter Richtung auf der Stirn plazieren. Halten Sie inne.

2 ◁ Plazieren Sie die Daumen in Stirnmitte, und legen Sie die Finger über die Schläfen Ihres Partners.

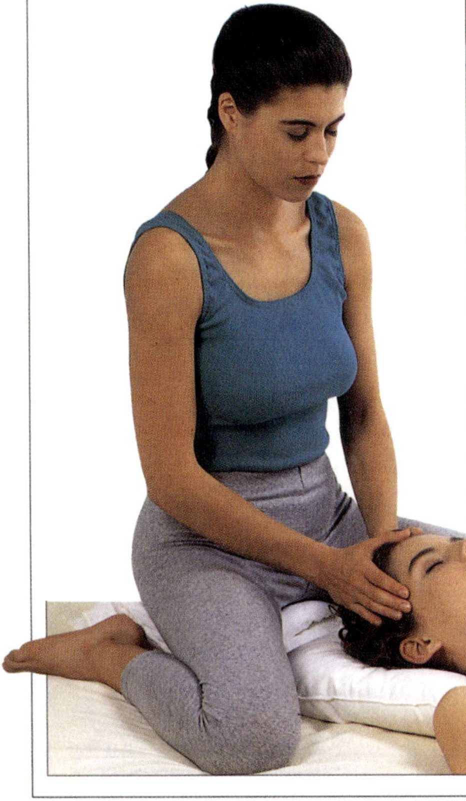

55 Kopfdrehung

Vermitteln Sie ein Gefühl der Entspannung und Erleichterung, indem Sie den Kopf Ihres Partners mit den Händen abstützen, anheben und wiegen. Halten Sie ein, sobald Sie einen Widerstand verspüren. Ermitteln Sie den Angelpunkt am Ende der Wirbelsäule, von dem aus sich der Kopf zur Seite bewegen läßt.

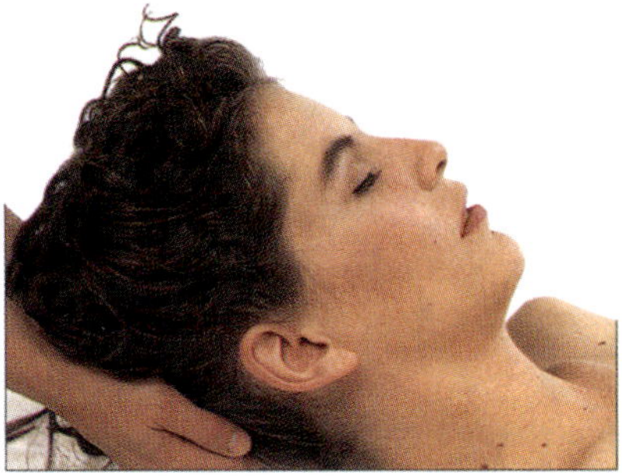

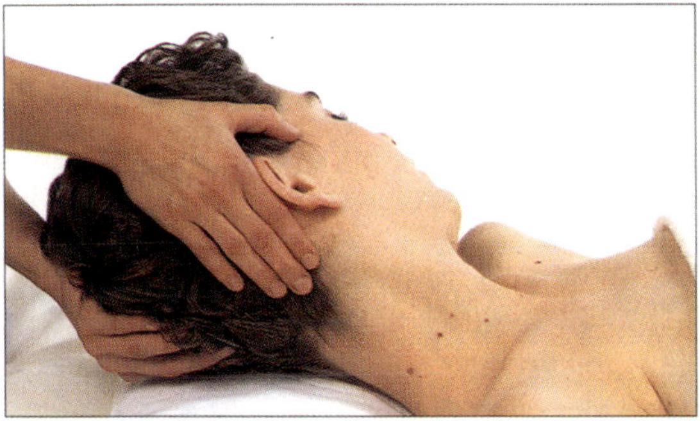

1 △ Umschließen Sie den Hinterkopf. Heben Sie den Kopf an, und dehnen Sie den Nacken. Führen Sie den Kopf nach unten zurück.

2 ◁ Heben Sie den Kopf an; drehen Sie ihn mit einer aktiven und einer passiv unterstützenden Hand zuerst nach links und dann nach rechts.

56 Brauenstreichung

Diese sanfte Streichung dient dazu, die Stirnregion zu entspannen. Plazieren Sie Ihre Daumen dicht über den Brauenbögen. Die Daumenkuppen üben einen leichten Druck aus, während die Daumen von der Mitte zum äußeren Brauenrand gleiten und abschließend über die Schläfen fahren. Wiederholen Sie die Streichung mehrmals, indem Sie den Anfangspunkt jeweils etwas nach oben verlagern.

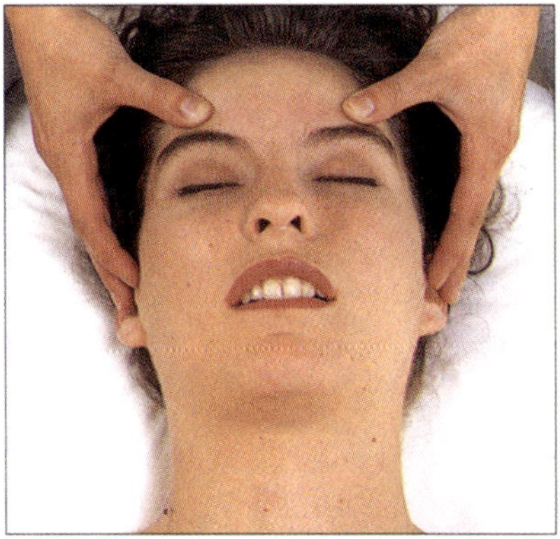

Die Daumenkuppen üben Druck aus

57 Augen-Streichung

Eine Massage der Augen lindert Verspannungen und Kopfschmerz sowie Verstopfungen der Nebenhöhlen. Sie ist ein wirksames Mittel, um Streß und Ermüdungserscheinungen zu begegnen.

- Niemals auf die empfindlichen Augenhöhlen Druck ausüben oder an den Augenlidern ziehen.

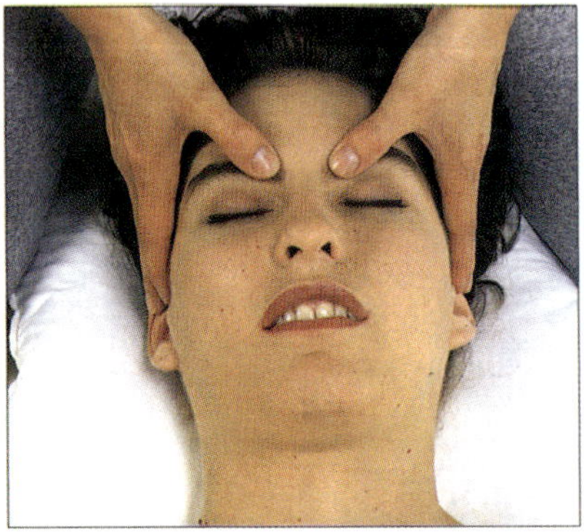

1 Umschließen Sie die Schläfen mit den Fingern, und drücken Sie die Daumenkuppen auf den inneren Brauenrand.

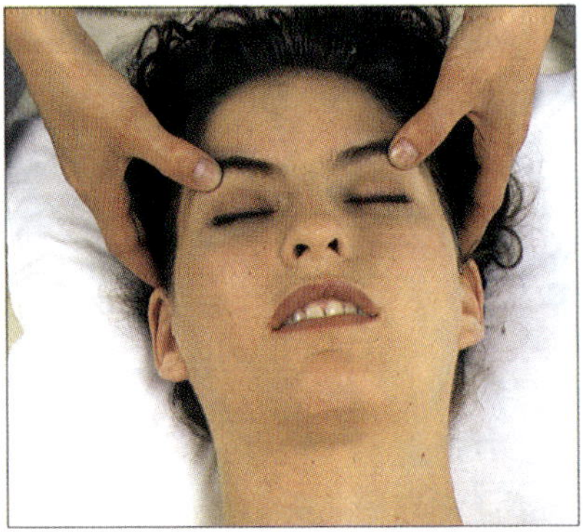

2 Gleiten Sie mit den Daumen unter stetem Druck über die Augenbrauen bis zu deren äußerem Rand.

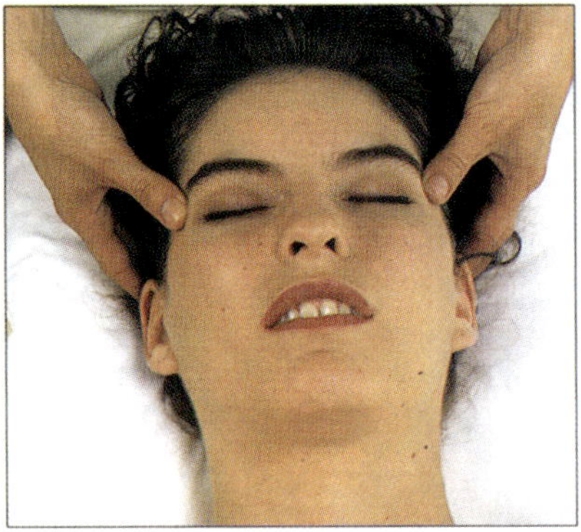

3 Üben Sie einen sanften Druck auf den äußeren Brauenrand aus, und fahren Sie mit den Daumen über die Schläfen.

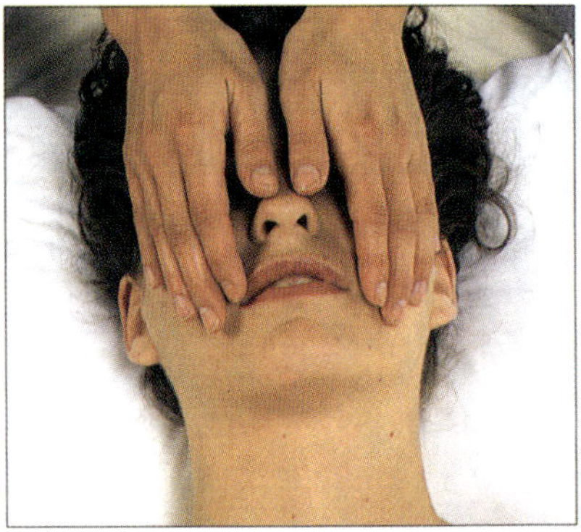

4 Lassen Sie die Hände locker über den Augen ruhen, bis diese die von Ihren Händen ausgehende Wärme spüren.

58 LOCKERUNG DER WANGEN

Viele Menschen verbergen ihre Gefühle, indem sie ihre Gesichtsmuskeln, vor allem im Bereich von Wangen und Mund, unbewußt anspannen. Dies hat eine unverkennbar maskenhafte Wirkung. Streichen Sie mit den Fingerspitzen kreisförmig über die Wangen, um die Muskulatur zu lockern und unbehagliche Spannungen zu lösen.

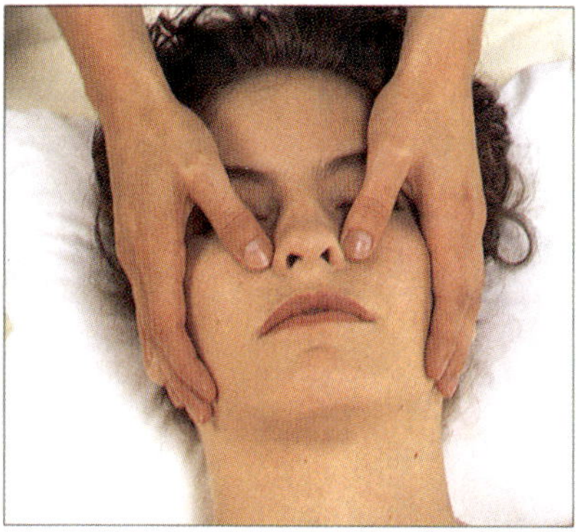

1 Gleiten Sie mit den Daumenkuppen vom Nasenrücken aus zum Muskel unterhalb des Wangenknochens.

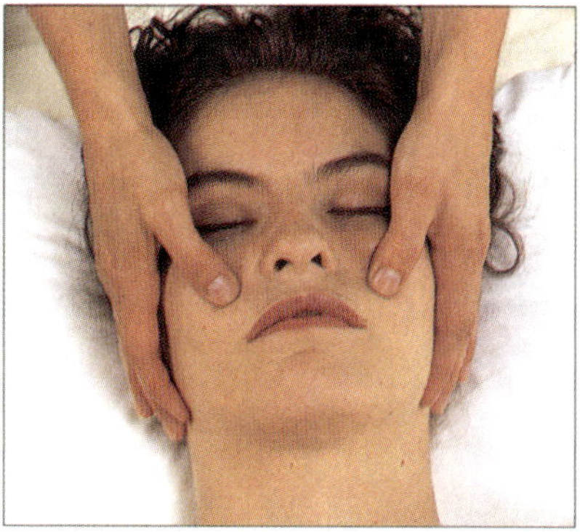

2 Fahren Sie mit den Daumen unter festem, steten Druck unterhalb der Wangenknochen hoch bis zu den Ohren.

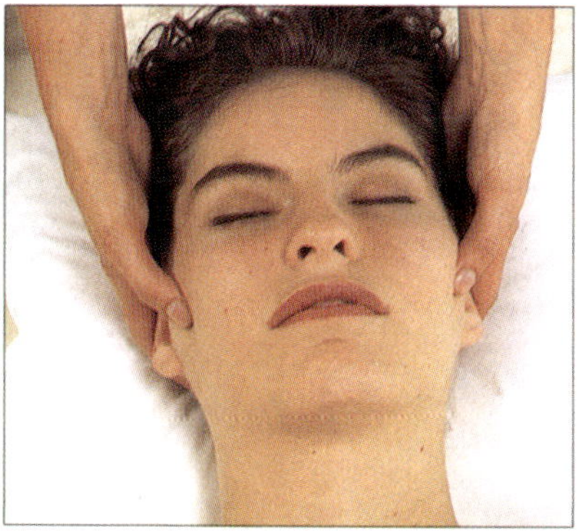

3 Setzen Sie die Bewegung zu den Seiten hin fort, lassen Sie die Hände über Kopfhaut und Haarspitzen ausstreichen.

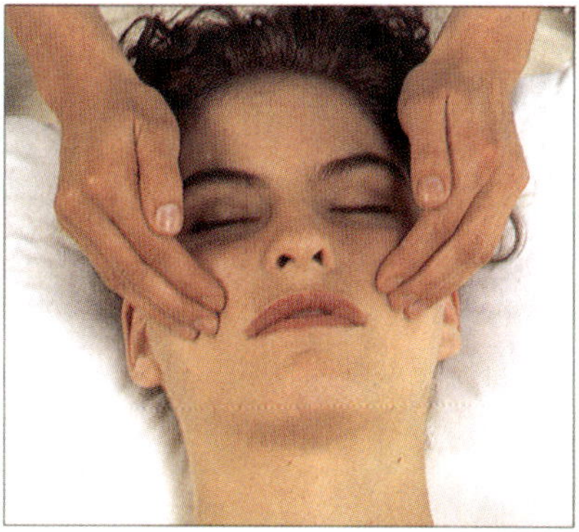

4 Drücken Sie die Fingerspitzen in die Wangenpartien, und vollziehen Sie mehrere kleine Kreisbewegungen.

59 KIEFERKNETUNG

Die Kiefermuskeln gehören zu den kräftigsten Muskeln. Dennoch erfordern sie, wie alle Teile des Gesichts, einige Umsicht bei der Berührung. Massieren Sie beide Kieferäste vom Kinn aus mit kreisförmigen Knetbewegungen.

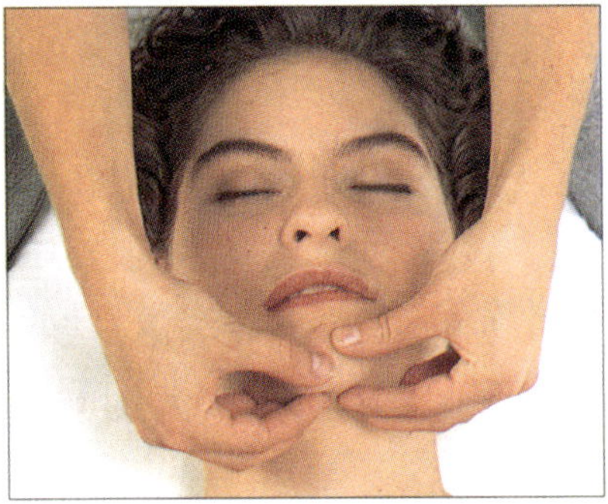

1 Legen Sie Daumen und Zeigefinger um das Kinn, und vollziehen Sie mit den Daumen kleine Kreisbewegungen.

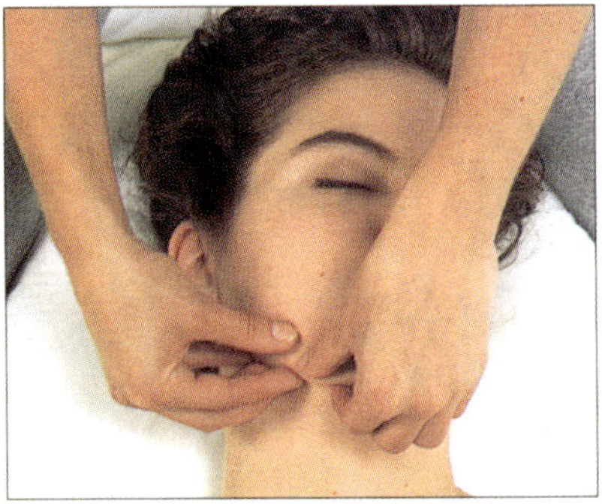

2 Bearbeiten Sie die linke Kieferlinie bis zum Ohr mit streichenden Knetungen. Anschließend rechts wiederholen.

60 KIEFER-STREICHUNG

Folgen Sie den Kieferkonturen nach dem Kneten mit sanften, entspannenden Streichungen. Durch die von Ihren Händen ausgehende Wärme und Ruhe wird das Gesicht Ihres Partners entspannt.

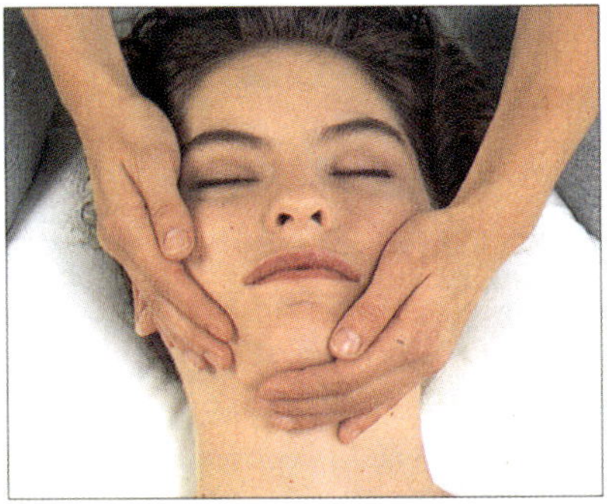

1 Streichen Sie mit den Fingerspitzen leicht über den Hals, und fahren Sie mit der Hand über Kinn und Kiefer.

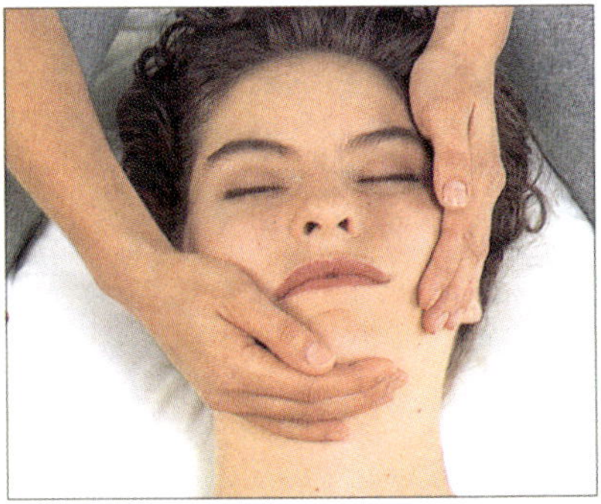

2 Streichen Sie mit einander abwechselnden Händen in ausgreifenden Bewegungen den Kiefer entlang.

61 OHRENMASSAGE

Eine Massage der Ohren und ihrer Umgebung hat einen entspannenden Effekt auf den ganzen Körper. Ergreifen Sie die Ohren mit den Fingerspitzen, und massieren Sie sie unter leichtem Druck mit winzigen Kreisbewegungen.

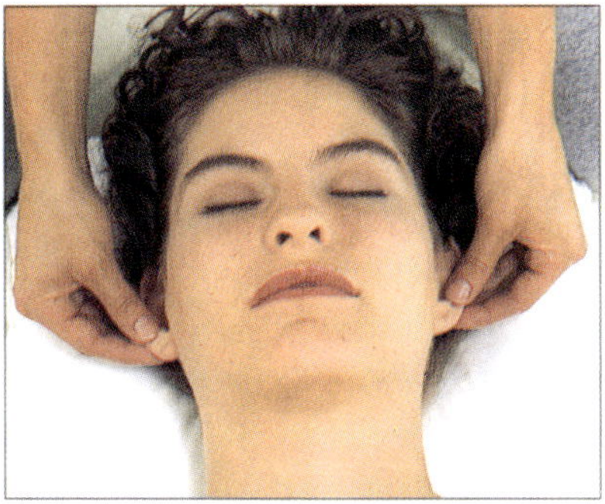

1 Lassen Sie Ihre Finger vorsichtig in einer ununterbrochenen Bewegung über die Ohrläppchen kreisen.

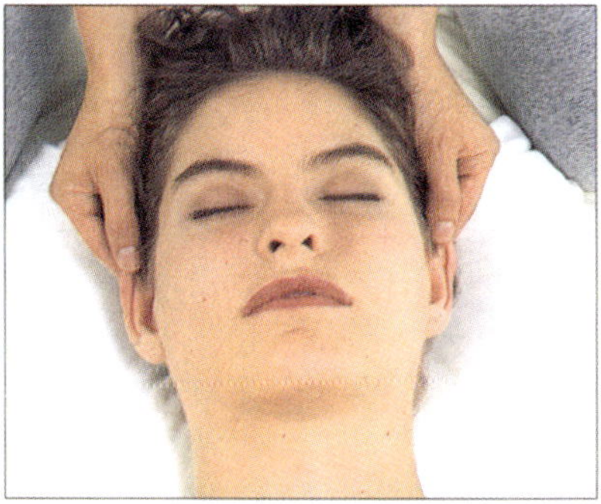

2 Streichen Sie sanft über das Innere der Ohrmuschel, indem Sie die Konturen des Knorpelreliefs nachzeichnen.

62 KOPFHAUT-MASSAGE

Vollziehen Sie mit den Fingerspitzen lebhafte Streichbewegungen vom Nackenansatz bis zum Scheitel.

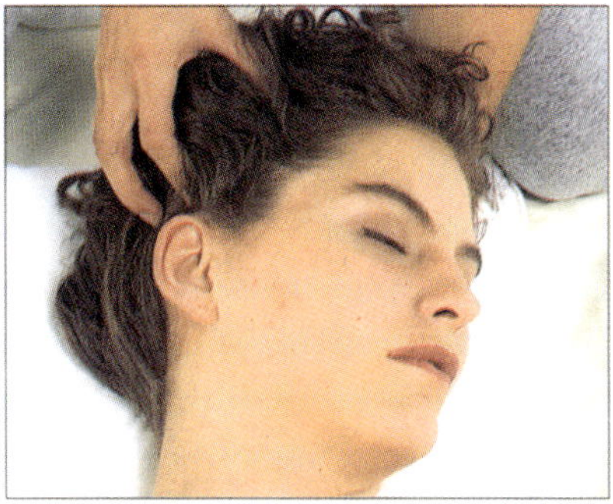

WIE BEIM HAAREWASCHEN MASSIEREN

63 KÄMMGRIFF

Fahren Sie zum Abschluß der Massage von Gesicht, Kopf und Kopfhaut Ihrem Partner mit den Fingern durchs Haar.

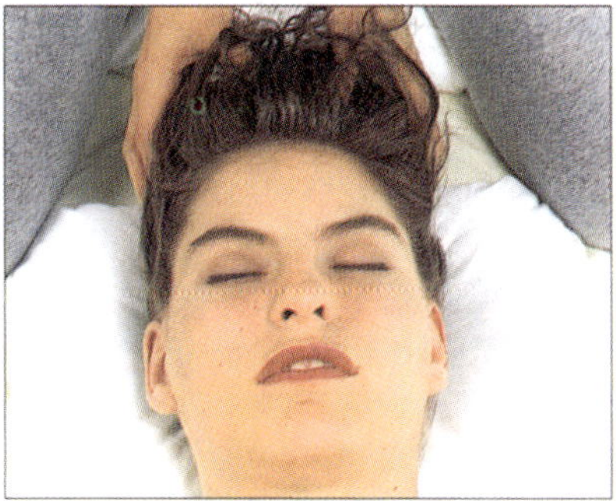

ENTSPANNUNG BIS IN DIE HAARSPITZEN

Massage von Nacken & Brust

64 Nackenentspannung

Plazieren Sie eine Hand unter den Nackenansatz, ergreifen Sie einen Muskelwulst, und ziehen Sie die Hand zu sich heran. Sobald die Hand abgleitet, wird die andere Hand aktiv, so daß eine rhythmische Bewegung wie beim Einziehen eines Seils entsteht. Diese Melkbewegung lindert spürbar Spannungskopfschmerzen.

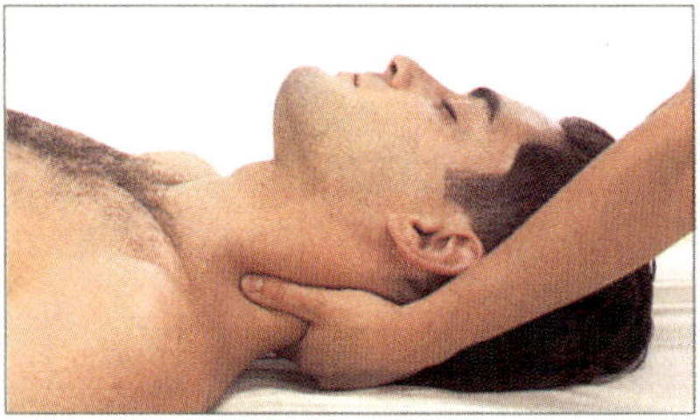

1 △ Führen Sie die linke Hand unter den Nacken, und ziehen Sie die fest zugreifende Hand zu sich heran.

2 ▽ Sobald die linke Hand abgleitet, beginnt die rechte Hand mit der Melkbewegung.

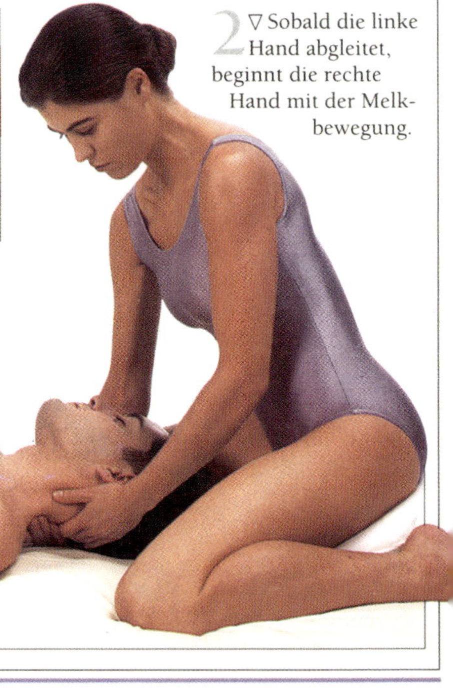

65 WEGE ZUM BRUSTKORB

Im Vorfeld einer Brustmassage sollten sich Kopf und Brust miteinander verbinden, dadurch wird die Aufmerksamkeit des Partners auf die Herzgegend gelenkt. Legen Sie die linke Hand flach auf die Schläfe, so daß der Daumen auf der Stirn ruht. Plazieren Sie die rechte Hand auf der Brust, verharren Sie in dieser Position.

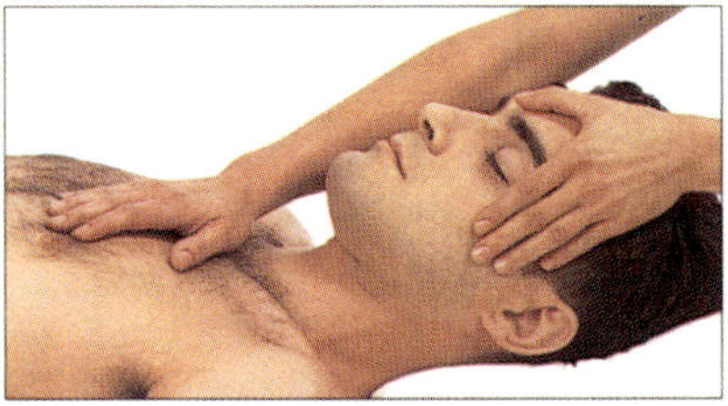

DER VERWEILGRIFF WIRKT BERUHIGEND

66 BRUSTKORBMASSAGE

Der Brustraum ist ein Hort verletzlicher Gefühle, die von einer Massage angesprochen werden. Die Massage des Brustkorbs bewirkt neben einer Lockerung der Muskulatur auch eine tiefere Atmung. Wiederholen Sie jede Sequenz mindestens dreimal.

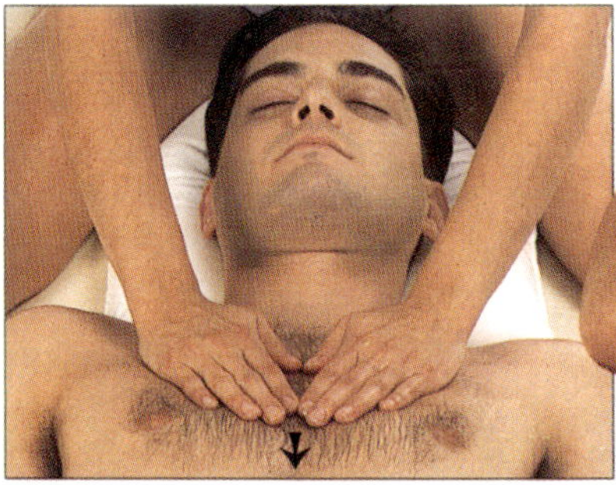

1 △ Die Hände gleiten die Brust hinab, fächern zu den Rippen aus und fahren über die Achselhöhlen zurück auf die Brust. Zweimal wiederholen.

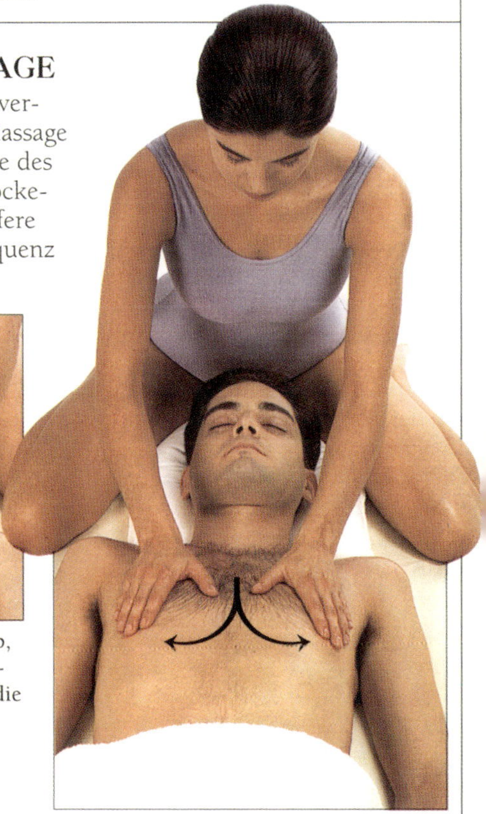

2 ▷ Beide Hände gleiten nach unten und dann nach außen. Sie werden entlang des Brustkorbs zurückgeführt.

67 SCHULTERDRUCK

Lockern und weiten Sie den oberen Brustraum, indem Sie Ihr Gewicht über die Hände auf die Schultern verlagern. Legen Sie die Hände fest auf beide Schultern, und üben Sie einen steten Druck nach unten aus: Die Brust weitet und hebt sich, während die Schultern auf die Unterlage herabsinken. Den Druck allmählich verringern.

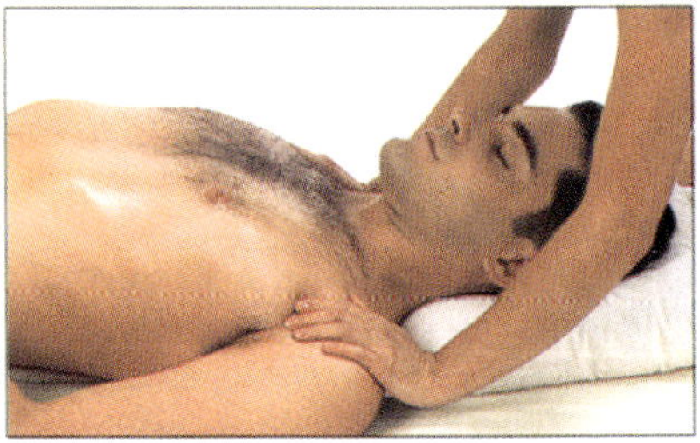

STEIFE SCHULTERN ENTSPANNEN

68 BRUSTMASSAGE

Die Brustmuskulatur ist an der Bewegung der Schulterblätter und Arme beteiligt. Eine Lockerung der Brustmuskeln durch Massage vermittelt den Schultern ein Gefühl der Weitung. Verspannungen, die in dieser Körperregion vorhanden sind, können unterdrückte Gefühle zum Ausdruck bringen, da sie meist emotionale Wurzeln haben.

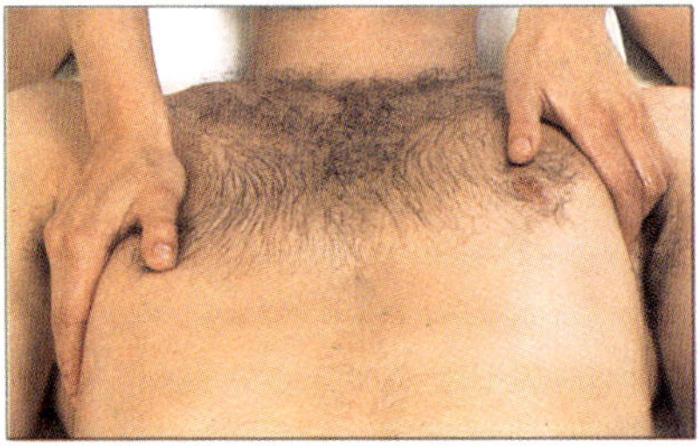

1 Greifen Sie mit den Fingerspitzen beider Hände fest um die Brustmuskeln, und fahren Sie mit dem linken Handballen kraftvoll vom Schlüsselbein in Richtung Achselhöhle. Verlagern Sie Ihr Gewicht in die Streichbewegungen.

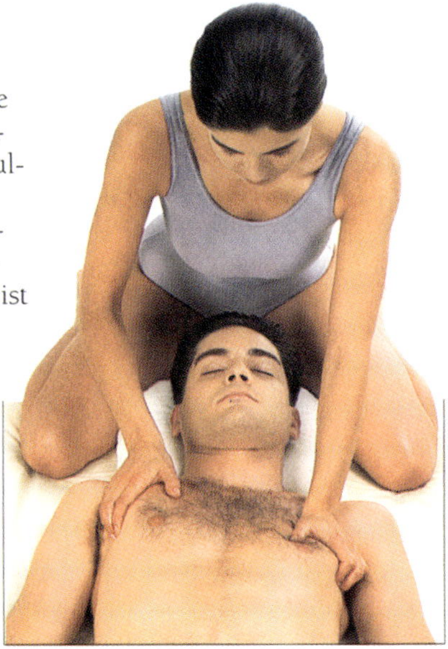

2 Hat der Handballen die Achselhöhle erreicht, entfernen Sie die Hand vom Körper und wiederholen die gleiche Bewegung mit der anderen Hand. Es muß stets eine Hand aktiv sein, damit der Rhythmus erhalten bleibt.

69 HERZ-BAUCH-VERBINDUNG

Verknüpfen Sie Brust und Bauch miteinander. Knien Sie sich hierzu neben Ihren Partner, und legen Sie die eine Hand auf das Herz und die andere auf den Bauch. Dies erzeugt ein Gefühl der Harmonie zwischen der oberen und der unteren Rumpfhälfte. Verweilen Sie in dieser Stellung, um Zusammenhalt und Atmung zu intensivieren.

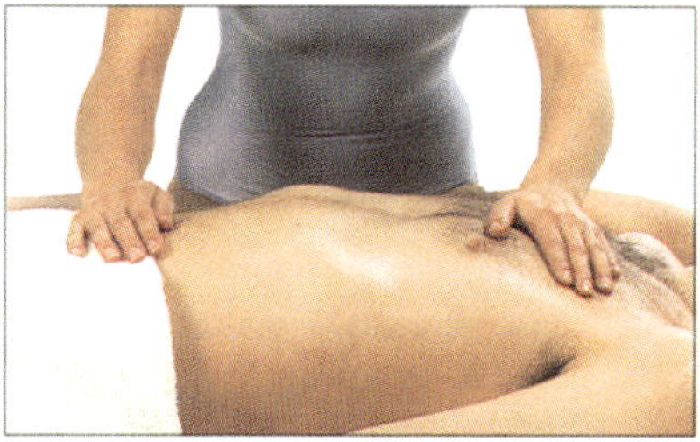

FÜR WEICHE UND WARME HÄNDE SORGEN

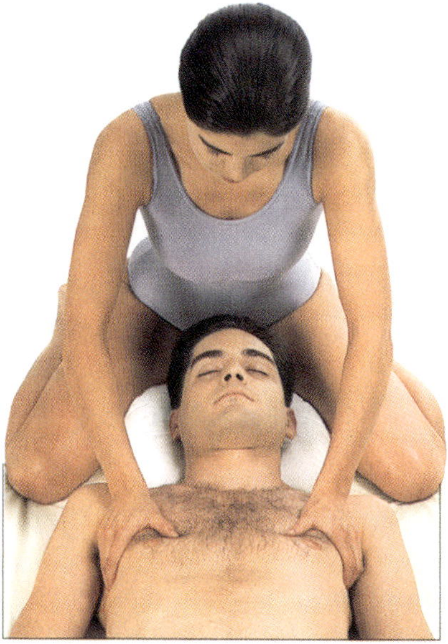

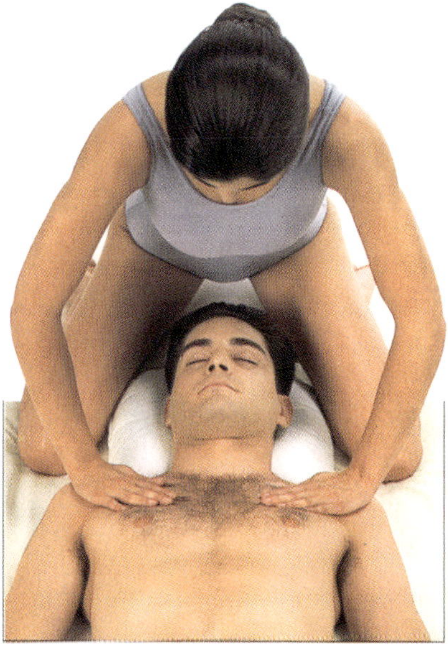

3 Die Fingerspitzen in den Achselhöhlen verankern und die oberen Brustmuskeln mit beiden Handballen in Kreisbewegungen durchkneten. Den Druck beim Auswärtsstreichen erhöhen und beim Zurückführen wieder verringern.

4 Brustmassage mit spreizenden Streichungen abschließen. Hierzu plazieren Sie die Hände nebeneinander auf dem Brustbein und ziehen sie zunächst zu sich und dann nach außen zu den Schultern. Benutzen Sie etwas Öl.

BAUCHRAUM

70 VORSICHTIGE ANNÄHERUNG

Der Bauch beherbergt nicht nur lebenswichtige Organe, sondern auch starke Emotionen. Deshalb lassen sich viele Menschen hier nur ungern berühren.

Vollziehen Sie die Kontaktaufnahme mit einer sanften Berührung direkt unterhalb des Brustkorbs.

- Behandeln Sie alle Körperpartien mit Respekt, vor allem den Bauch.

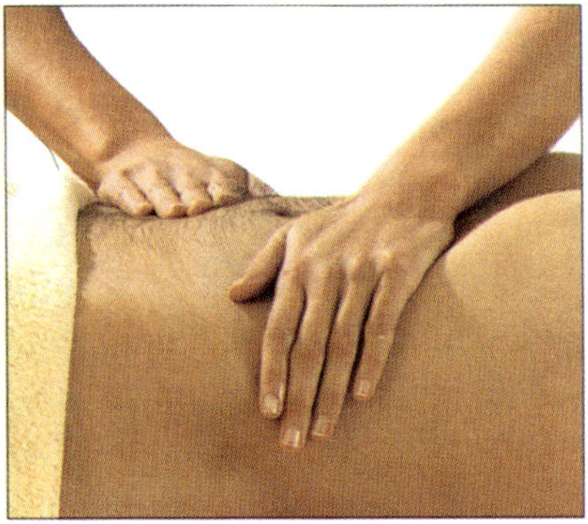

71 KREISFÖRMIG

Leiten Sie die Massage mit einem den oberen mit dem unteren Bauchraum verbindenden Griff ein. Fahren Sie erst fort, wenn Sie sicher sind, daß Ihr Partner entspannt ist. Kreisförmige Streichungen sind die wichtigste Effleurage-Technik für den Bauch. Sie dienen vor allem der Linderung nervöser Spannungen im Bauchraum sowie der Förderung der Verdauung.

1 △ Vollziehen Sie mit beiden Händen einige ausgreifende Kreisbewegungen. Lassen Sie die Kreise kleiner werden, wobei Sie sich auf die Bauchmitte konzentrieren, bevor Sie die Kreise wieder bis zum Bauchrand hin ausweiten.

2 ▷ Heben Sie die linke Hand an, damit die rechte einen vollständigen Kreis beschreiben kann. Führen Sie die erhobene Hand zum Körper zurück, um mit ihr den zuletzt vollzogenen Halbkreis nachzuzeichnen. Erhöhen Sie ganz allmählich den Druck.

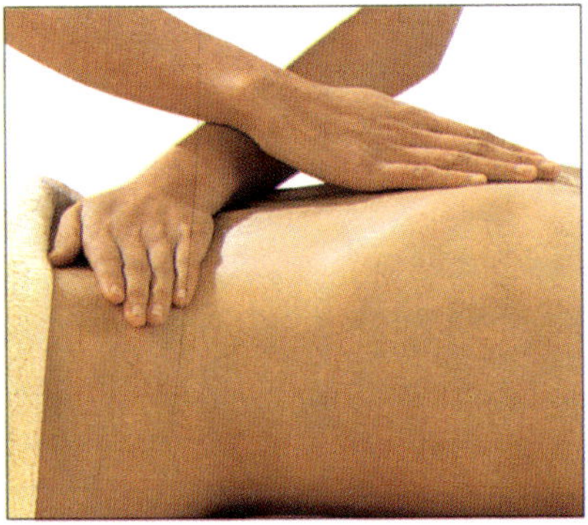

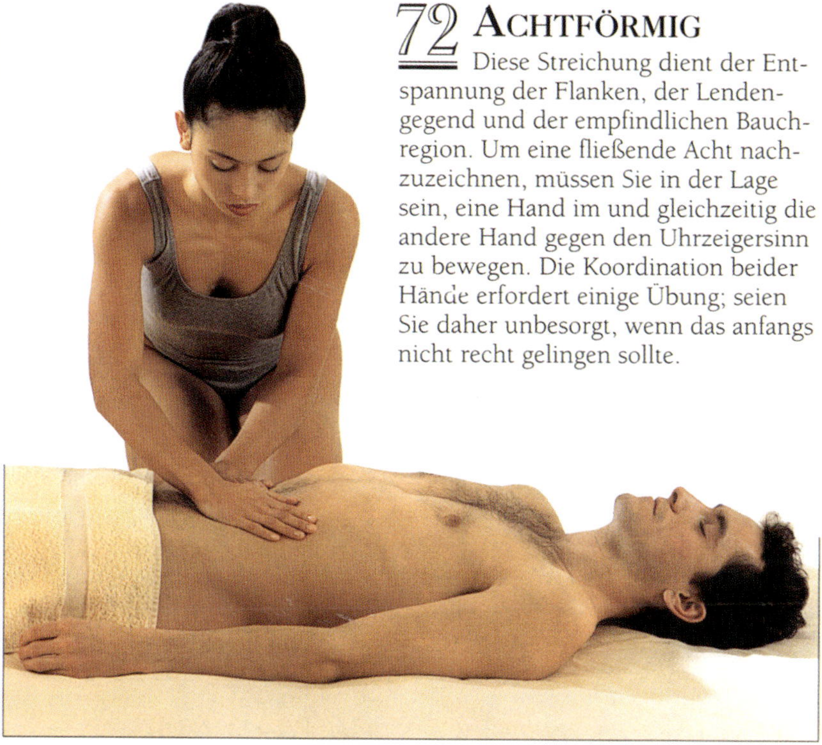

72 ACHTFÖRMIG

Diese Streichung dient der Entspannung der Flanken, der Lendengegend und der empfindlichen Bauchregion. Um eine fließende Acht nachzuzeichnen, müssen Sie in der Lage sein, eine Hand im und gleichzeitig die andere Hand gegen den Uhrzeigersinn zu bewegen. Die Koordination beider Hände erfordert einige Übung; seien Sie daher unbesorgt, wenn das anfangs nicht recht gelingen sollte.

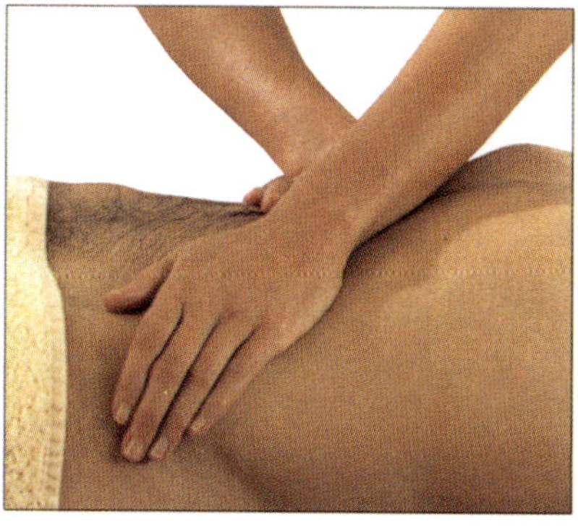

1 △ Plazieren Sie die Hände mit von Ihnen abgewandten Fingern beidseits über dem Zwerchfell. Lassen Sie die Hände schräg aneinander vorbeigleiten und in entgegengesetzten Richtungen über beide Flanken kreisen.

2 ◁ Führen Sie die Hände aneinander vorbei, um die entgegengesetzten Seiten zu umkreisen. Wiederholen Sie die Acht mit verändertem Tempo, Rhythmus und Druck, um Abwechslung und Vitalität zu schaffen. Achten Sie auf kontinuierliche Fließbewegungen.

73 QUER

Lassen Sie die Hände über dem Bauch aneinander vorbeigleiten. Arbeiten Sie sich von den Hüften bis zum Brustkorb vor.

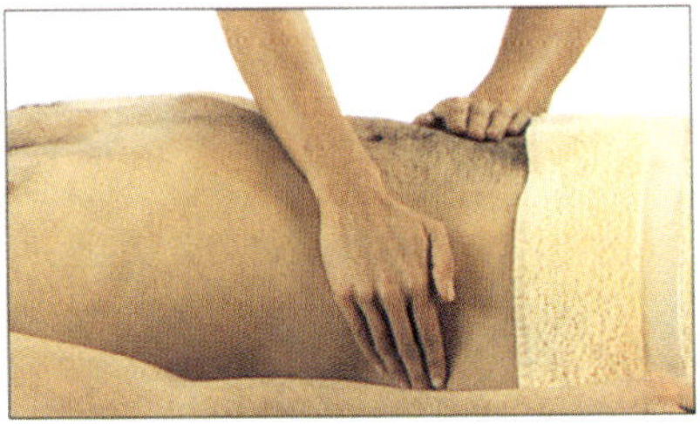

BIS ZUR UNTERLAGE STREICHEN

74 TIEFE STREICHUNG

Ziehen Sie beide Hände nacheinander unterhalb des Brustkorbs, führen Sie melkende Bewegungen aus.

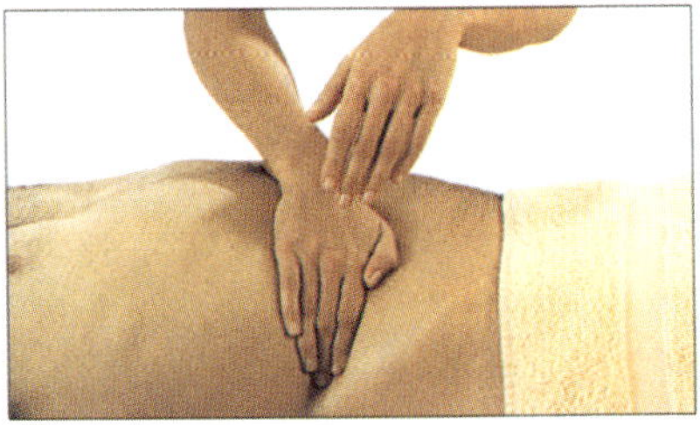

UNTEREN BRUSTKORBRAND NACHZEICHNEN

75 TAILLENKNETUNG

Knien Sie sich neben Ihren Partner, so daß die anvisierte Region von Ihnen abgewandt ist. Fahren Sie die Ellenbogen aus, und durchkneten Sie die Muskulatur der Flanken. Die eine Hand nimmt einen Muskelwulst auf, den sie der anderen Hand rollend und pressend übergibt. Arbeiten Sie sich vom Beckengürtel zum Brustkorb vor.

Arme und Hände bleiben locker

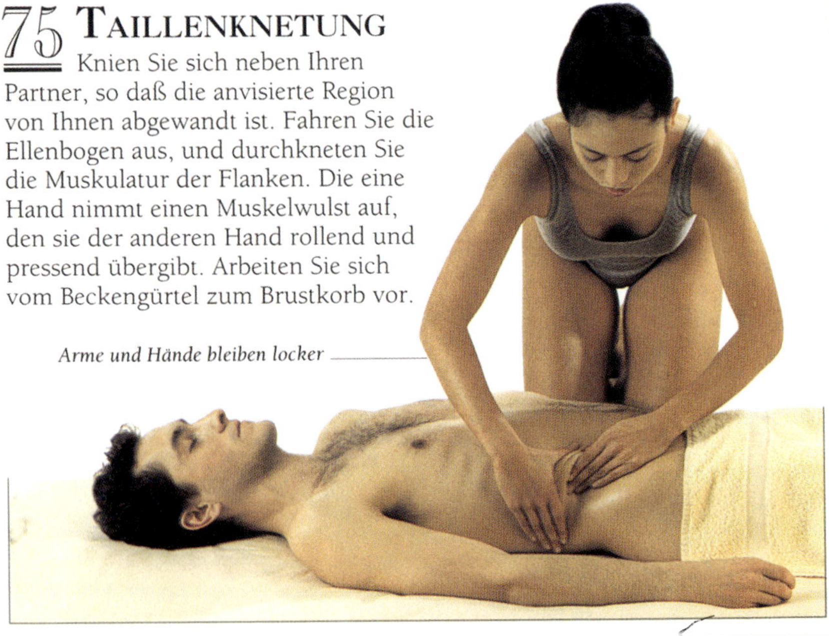

76 LEICHTER ATMEN

Da das Zwerchfell zu weit im Körperinneren liegt, kann es nicht mit einer Oberflächenmassage erreicht werden, doch bereits eine Entspannung der Region um den Brustkorb unterstützt die Atmung und den Abbau von Spannungen. Fahren Sie mit der rechten Hand unter den Rücken, und halten Sie die linke Hand locker und knapp über dem Körper. Lassen Sie den Handballen sanft hinabsinken und unterhalb des Brustkorbs kreisen.

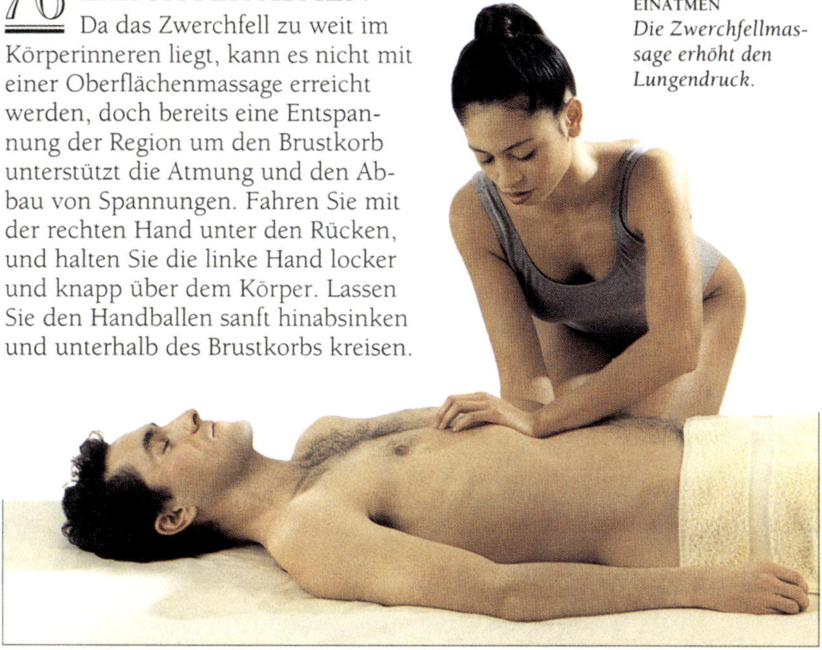

INTENSIVER EINATMEN
Die Zwerchfellmassage erhöht den Lungendruck.

77 VERWEILGRIFF

Lassen Sie die rechte Hand unter den Rücken gleiten, um Bauch- und Lendenregion zu entspannen. Legen Sie die linke Hand sanft auf den Bauch. Dies vermittelt Wärme, fördert die Atmung und verbessert die Sauerstoffversorgung der betreffenden Organe. Fühlen Sie, wie sich bei Ihrem Partner die Anspannung löst. Warten Sie einige Minuten, bis sich eine vollkommene Entspannung einstellt.

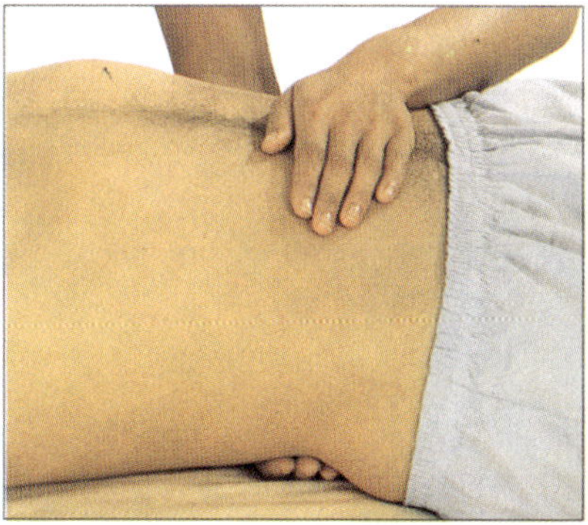

WARTEN AUF ENTSPANNUNG

ARME UND HÄNDE

78 MASSAGE DER ARME

Eine umfassende Massage der Arme sollte sich möglichst aus Techniken wie Effleurage, Knetungen, Petrissage sowie passiven Bewegungen zusammensetzen. Den Abschluß bilden einige federleichte, abwechselnd mit den Fingerspitzen beider Hände durchgeführte Armstreichungen. Beide Arme werden hintereinander massiert.

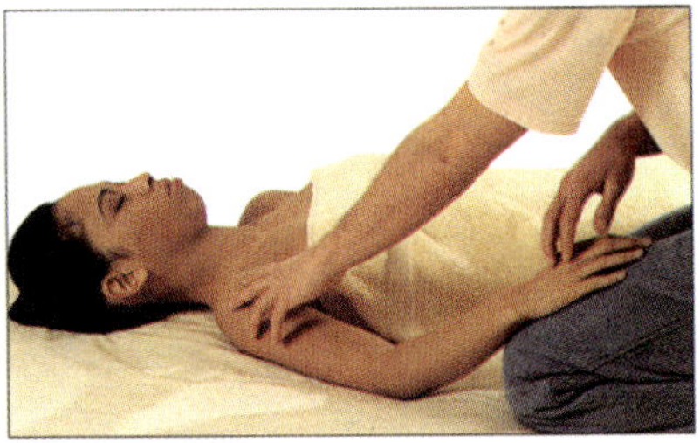

ARMSTREICHUNGEN WIRKEN AUSGLEICHEND

79 ARME ANHEBEN & DEHNEN

Ergreifen Sie die Hand Ihres Partners mit der einen, und unterstützen Sie den Ellenbogen mit der anderen Hand. Nun den Arm mehrmals heben und senken und beim Heben leicht ziehen, um das Schultergelenk zu dehnen. Senken Sie den Arm, und ergreifen Sie das Handgelenk mit beiden Händen. Zurücklehnen und leicht ziehen, um den Arm vorsichtig zu strecken. Abschließend den Arm in eine entspannte Position zurückführen.

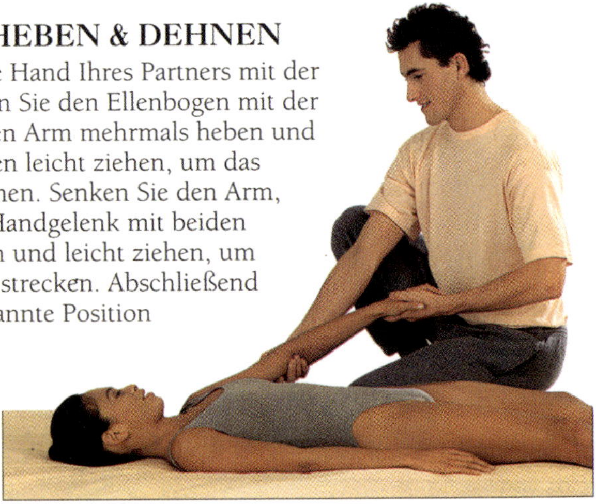

UNTERSTÜTZUNG
Gewinnen Sie Ihren Partner dafür, die Bewegungen Ihnen zu überlassen.

80 HANDGELENKE BEUGEN

Diese Technik fördert die Beweglichkeit eines steif gewordenen Handgelenks. Ergreifen Sie die Hand und den Unterarm Ihres Partners. Dehnen und beugen Sie das Handgelenk, indem Sie die Hand vorsichtig nach hinten und nach vorn biegen und abschließend im Gelenk sanft nach links und rechts drehen.

Das Handgelenk niemals unnatürlich stark dehnen

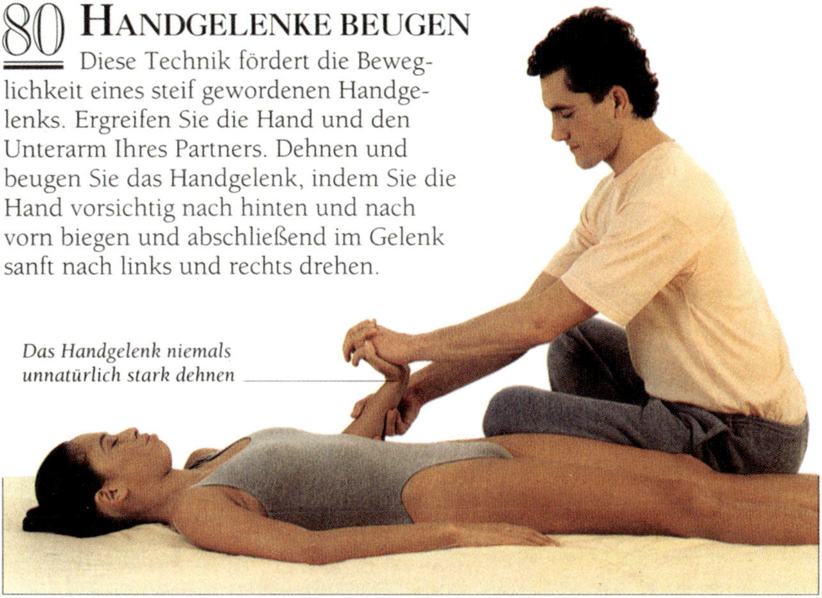

81 STREICHUNG

Ergreifen Sie eine Hand Ihres Partners, und lassen Sie die andere Hand den Arm hinauf bis über die Schulter gleiten. Die Schulter mit beiden Händen (eine oben, die andere unten) umfassen und die über den Arm und die Hände bis zu den Fingerspitzen gleitenden Hände dann fest zu sich ziehen.

82 KNETUNG

Knetungen unterstützen die Entspannung der Armmuskeln. Umschließen Sie den Arm mit beiden Händen, und lassen Sie beide Daumen abwechselnd über die Armmuskeln kreisen. Erhöhen Sie den Druck zwischen Daumen und Handballen, während die Daumen kräftig nach außen fahren.

83 PETRISSAGE

Ergreifen Sie den Arm Ihres Partners, und heben Sie seinen Unterarm etwas an. Lassen Sie Ihre Daumenkuppe kraftvoll zwischen den beiden Röhrenknochen des Unterarms (Elle und Speiche) bis zum Ellenbogen hinaufgleiten. Schließen Sie möglichst mit einer Effleurage des Unterarms ab.

84 Handmassage

Wird eine Handmassage vor oder nach einer Armmassage durchgeführt, so sorgt sie für zusätzliche Entspannung und Geschmeidigkeit. Eine Handmassage erfordert nicht viel Zeit und Vorbereitung und kann überall stattfinden. Da die Hände schwere Arbeit leisten, sollten Sie sie gelegentlich verwöhnen. Beide Hände werden nacheinander massiert. Achten Sie darauf, daß Sie Ihre Handgelenke locker halten.

- Nehmen Sie die Hand Ihres Partners, um ihm Behaglichkeit und Zuversicht einzuflößen. Eine Massage von Fingerspitzen und Handteller stimuliert die Nerven.

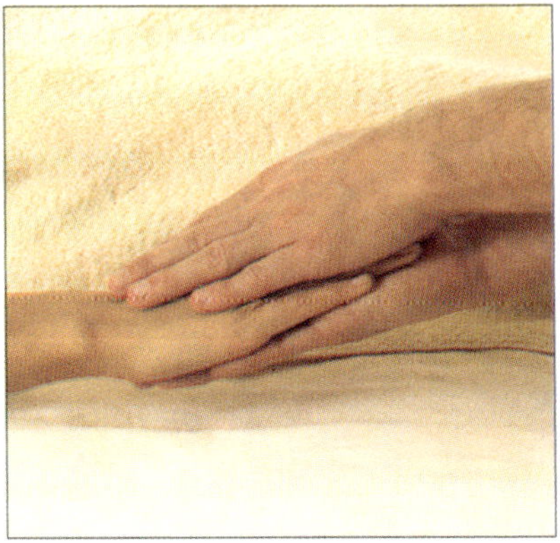

1 Schmiegen Sie Ihre Hände sanft um die Hand Ihres Partners. Dies hat einen stark beruhigenden Effekt. Die Wärme Ihrer Hände löst Spannungen und vermittelt ein Ruhegefühl.

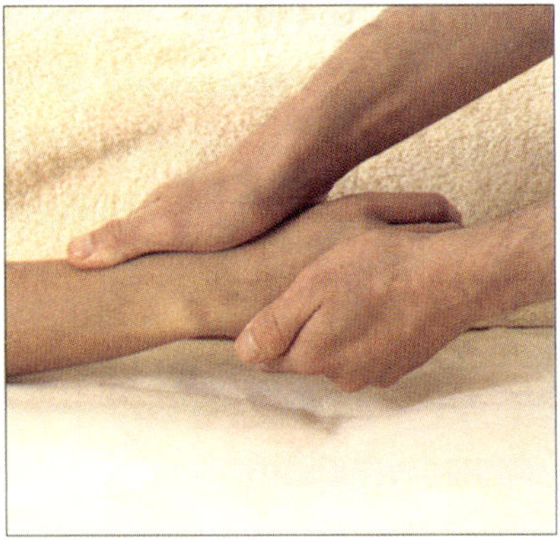

2 Machen Sie die Hand durch eine Massage der Knochen und Sehnen geschmeidiger. Unterstützen Sie die Hand mit den Fingern, und lassen Sie Handballen und Daumen vom Fingeransatz bis zum Handgelenk kreisen.

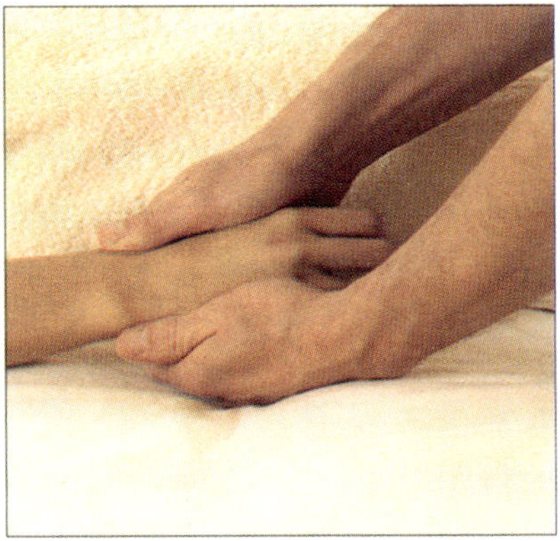

3 Diese Streichung löst Verspannungen der Hand. Lassen Sie Daumen und Handballen von der Handmitte aus nach außen gleiten. Unterstützen Sie den Handteller mit den Fingern, während Sie über den Handrücken streichen.

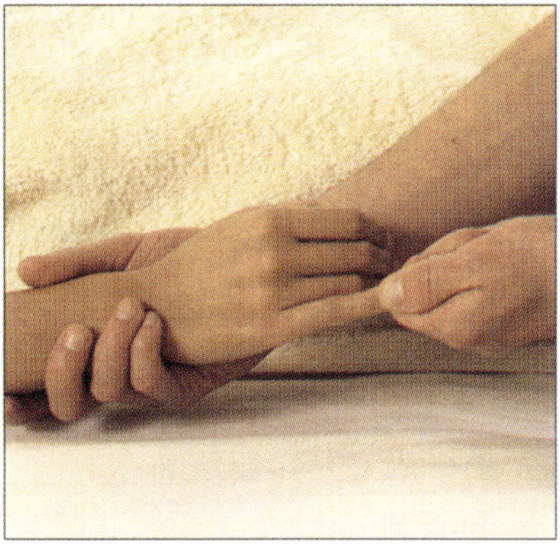

4 Ergreifen Sie die Hand Ihres Partners (von unten) am Handgelenk. Streichen Sie mit Daumen und Zeigefinger über die einzelnen Finger. Üben Sie einen leichten Druck aus.

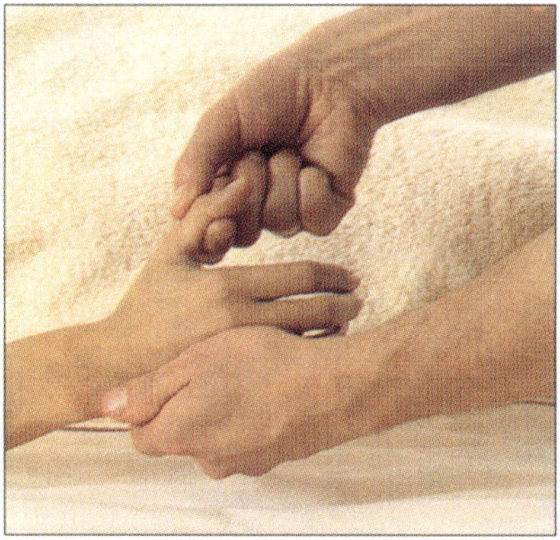

5 Nehmen Sie den Daumen Ihres Partners zwischen Daumen und Zeigefinger. Wiederholen Sie die Streich- und Preßbewegung. Grundgelenk und Hautfalte zwischen Daumen und Zeigefinger mit den Fingerspitzen massieren.

85 GEGEN STEIFHEIT

Diese Technik lockert die Bänder des Handgelenks. Legen Sie die Hand oder den Unterarm Ihres Partners auf Ihren Schenkel oder in Ihre Hand. Der Ellenbogen muß angewinkelt bleiben, um das Gelenk nicht mit dem Eigengewicht zu belasten. Führen Sie abwechselnd mit beiden Daumen kleine Kreisbewegungen auf dem Handteller durch, und arbeiten Sie sich bis zur dünnen Haut über dem Handgelenk vor.

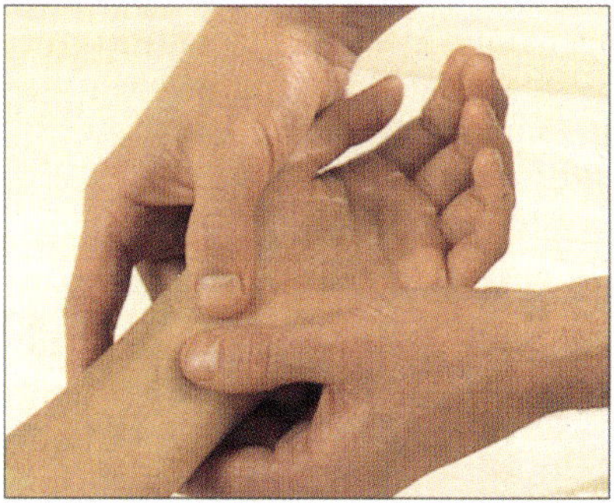

DAS HANDGELENK BEHUTSAM MASSIEREN

86 HANDSKELETT

Die 27 Knochen der Hand werden durch Muskeln bewegt, die an den Ober- und Unterarmknochen ansetzen. Sehnen verleihen Hand und Fingern Beweglichkeit. Tausende von Nervenendigungen in Fingern und Handteller erhöhen den befriedigenden und stimulierenden Effekt einer Handmassage.

Beine und Füsse

87 Fussumschliessung

Plazieren Sie sich am Fußende, und stabilisieren Sie Ihre Haltung bei Bedarf mit einem Kissen. Leiten Sie die Fußmassage ein, indem Sie den Fuß Ihres Partners zwischen beiden Händen halten. Konzentrieren Sie sich auf Ihre Atmung und auf die wohltuende Wirkung Ihrer Berührung. Diese schlichte Einleitung hat eine beruhigende Wirkung, da sie die Aufmerksamkeit auf den Körper lenkt.

Nutzen für den ganzen Körper
Nutzen Sie die Fußmassage zur Stimulierung des Nervensystems und zur Behebung haltungsbedingter Verspannungen der Füße und Beine.

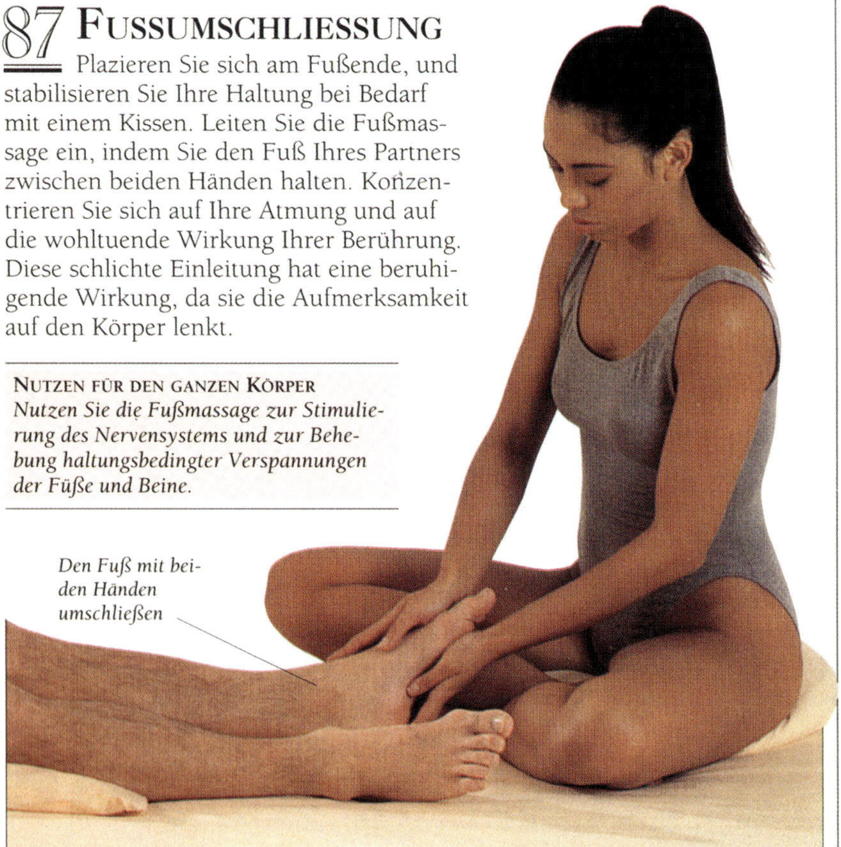

88 STREICHUNG

Plazieren Sie beide Hände mit den kleinen Fingern voran parallel zueinander auf dem Fußrücken. Fahren Sie anschließend mit den Händen mehrmals von den Zehen über die Knöchel bis über die Fußsohle Ihres Partners.

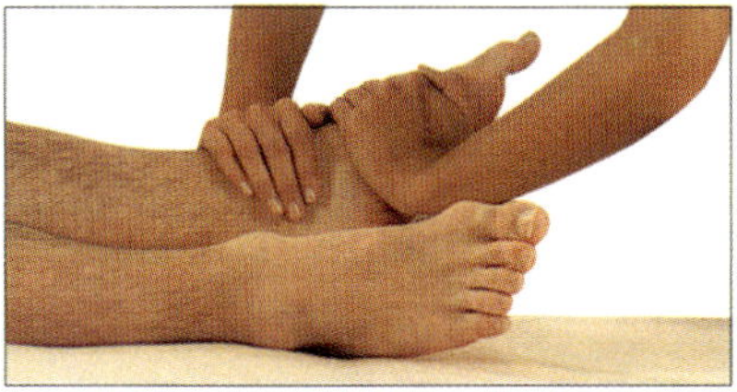

BEIDE DAUMEN WEISEN NACH HINTEN

89 SPREIZUNG

Umschließen Sie die Fußsohle mit beiden Händen, und gleiten Sie mit Handballen und Daumen über den Innen- und Außenrist in Richtung Knöchel. Diese Spreizung erzeugt ein angenehmes Gefühl der Weite und Geräumigkeit.

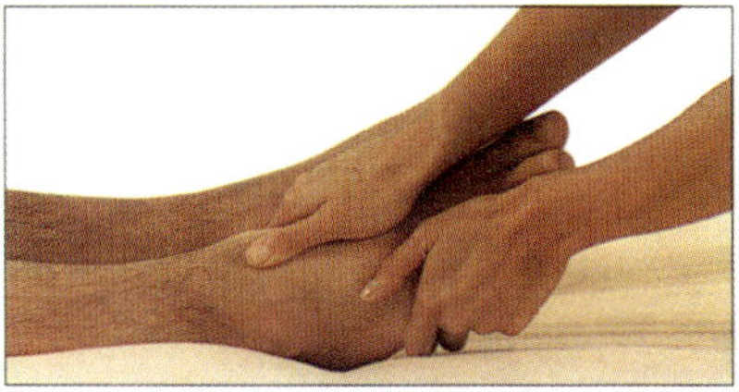

KNÖCHELWÄRTS STREICHEN

90 SOHLENMASSAGE

Fahren Sie mit dem Handballen kreisförmig über Fußsohle und Rist. Diese Massage unterstützt die Körperhaltung insgesamt und revitalisiert zudem nachhaltig die Durchblutung des Fußes.

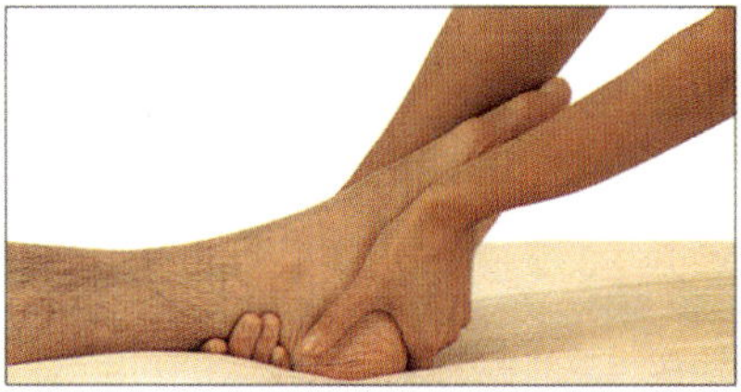

DIE SOHLENMASSAGE BAUT GIFTSTOFFE AB

91 KNÖCHEL-PETRISSAGE

Heben Sie den Fuß mit der einen Hand an, und umkreisen Sie den Außenknöchel mit den Fingerspitzen der anderen Hand. Massieren Sie abschließend den Innenknöchel in gleicher Weise.

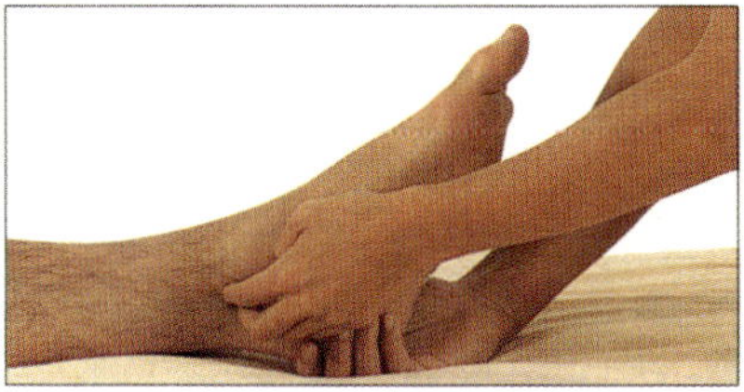

DEN FUSS AN DER FERSE ABSTÜTZEN

92 STREICHUNG DER SEHNENREGION

Heben und unterstützen Sie den Fuß mit der einen Hand, und streichen Sie abwechselnd mit beiden Handballen über die Achillessehne. Führen Sie den Fuß langsam auf die Unterlage zurück, und umschließen Sie die Zehen mit beiden Händen. Gleiten Sie mit den Daumen vom Zehenansatz bis zu den Knöcheln über die zwischen den Sehnen tastbaren Furchen.

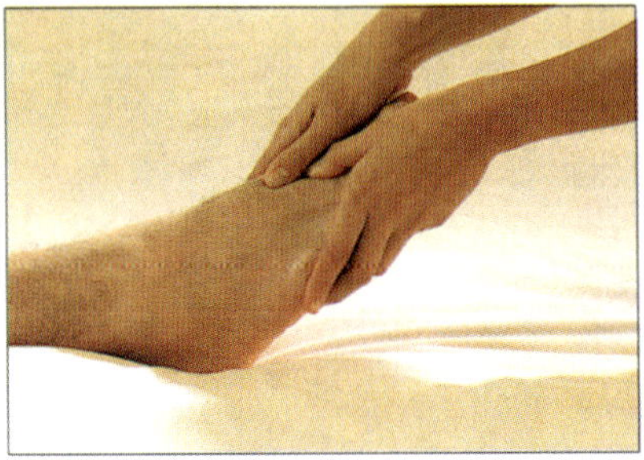

LOCKERUNG DER SEHNEN DES FUSSRÜCKENS

93 ZEHENMASSAGE

In den Zehen können sich überraschend starke Spannungen aufstauen. Passives Bewegen und Massieren der einzelnen Zehen ist daher eine Wohltat für den ganzen Körper. Unterstützen Sie den Fuß Ihres Partners mit einer Hand, und massieren Sie mit der anderen Hand nacheinander alle Zehen.

- Haltungsfehler können zu verkrampften Zehen führen, da das Körpergewicht nicht gleichmäßig über den Fuß verteilt wird.
- Der erste Zehenzwischenraum ist besonders berührungsempfindlich. Achten Sie darauf, Ihren Partner nicht zu kitzeln. Nicht zu fest an den Zehen ziehen.

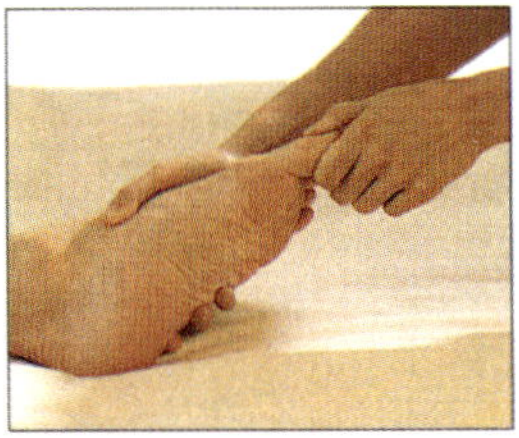

1 Den großen Zeh mit Daumen und Zeigefinger greifen. Finger über den Zeh hinweggleiten lassen und auf die Zehenspitze Druck ausüben.

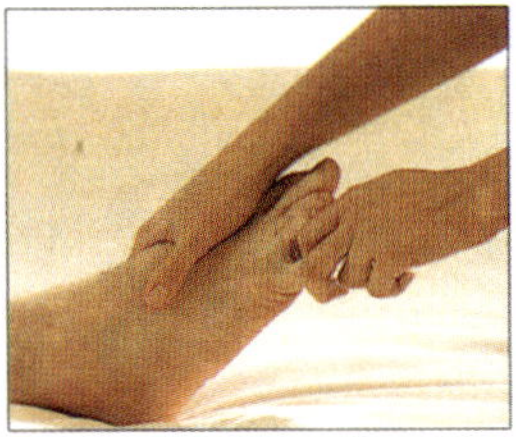

2 Legen Sie Zeige- und Mittelfinger um das Grundgelenk des Zehs, und ziehen Sie die seitlich über den Zeh streichende Hand zu sich zurück.

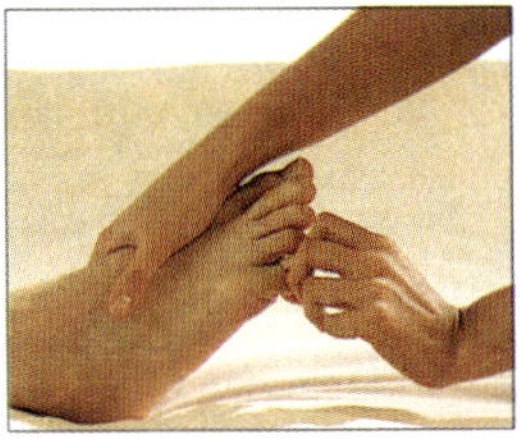

3 Das Zehenende mit den Fingerspitzen ergreifen; Zeh schwenken und drehen. Abschließend mit leichtem Druck über den Zeh streichen.

94 SCHIENBEIN

Zunächst das Bein einölen und mit fließenden Streichungen entspannen. Zur Lockerung des Unterschenkels eine tiefe Petrissage zwischen Schien- und Wadenbein anwenden: Mit dem Daumen in die Furche zwischen den beiden Röhrenknochen greifen und ihn vom Knöchel bis zum Knie gleiten lassen.

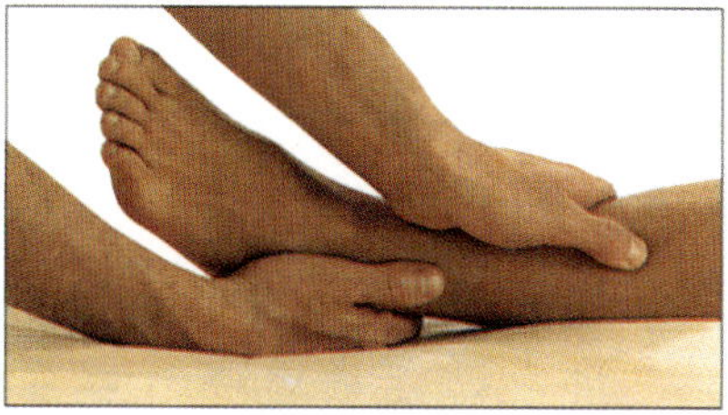

STREICHUNG DREIMAL WIEDERHOLEN

95 KNIE

Stützen Sie das Knie mit untergelegten Fingern ab, und umfahren Sie die Kniescheibe mehrmals von oben nach unten und wieder zurück mit den Daumenkuppen, bevor Sie mit den Daumen oberhalb des Knies kleine Kreise beschreiben. Beständigen, doch nicht zu starken Druck ausüben.

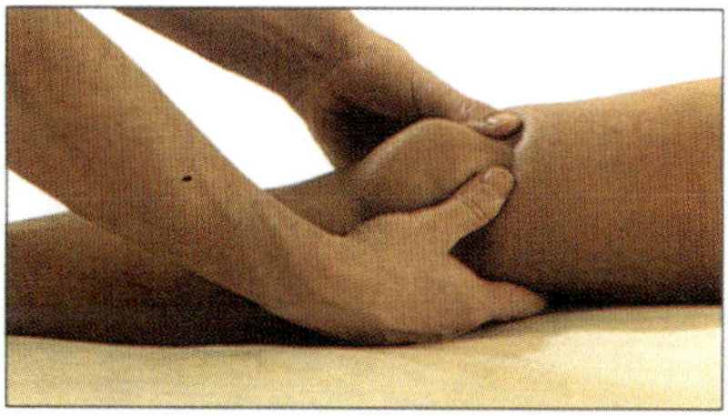

DIE BÄNDER ENTSPANNEN

96 LANGSTREICHUNG

Wärmen Sie den Oberschenkel mit fächer- und kreisförmigen Streichungen, gefolgt von Knetungen, auf. Schließen Sie einige lange Streichungen an; lassen Sie die Hände vom Fuß bis zum Schenkel gleiten, führen Sie sie über die Beinseiten zum Fuß.

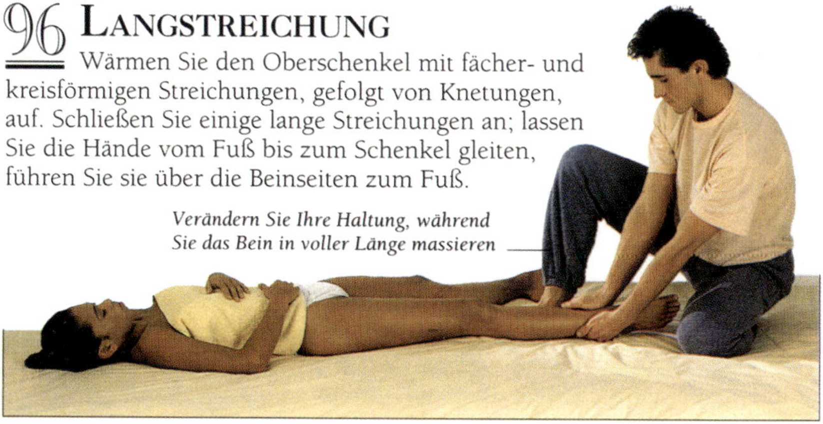

Verändern Sie Ihre Haltung, während Sie das Bein in voller Länge massieren

AUSKLANG

97 ABSCHLUSS

Eine gute Massage verdient einen passenden Abschluß, in erster Linie, um bei Ihrem Partner ein Gefühl behaglicher Entspanntheit zu hinterlassen. Es kann sonst geschehen, daß er sich – noch nicht an Ihre Berührungen gewöhnt – verlassen vorkommt, falls Sie die Sitzung unvermittelt beenden..

98 SCHLUSSGRIFF

Der abschließende, energieausgleichende Verweilgriff kann überall vorgenommen werden. Fußsohlen oder Scheitel eignen sich am besten, um Ruhe und Ausgeglichenheit zu erzielen. Konzentrieren Sie sich mindestens eine Minute lang auf Ihren Partner, ohne dabei die Hände zu bewegen.

99 AUSKOSTEN

Lassen Sie Ihrem Partner Zeit, die Massage auf sich einwirken zu lassen. Durch die allmähliche Freisetzung körperlicher und seelischer Spannungen kann in ihm ein Gefühl der Verletzlichkeit aufkommen.

KONTAKTPFLEGE
Halten Sie den Kontakt mit der Hand Ihres Partners aufrecht, während er sich entspannt.

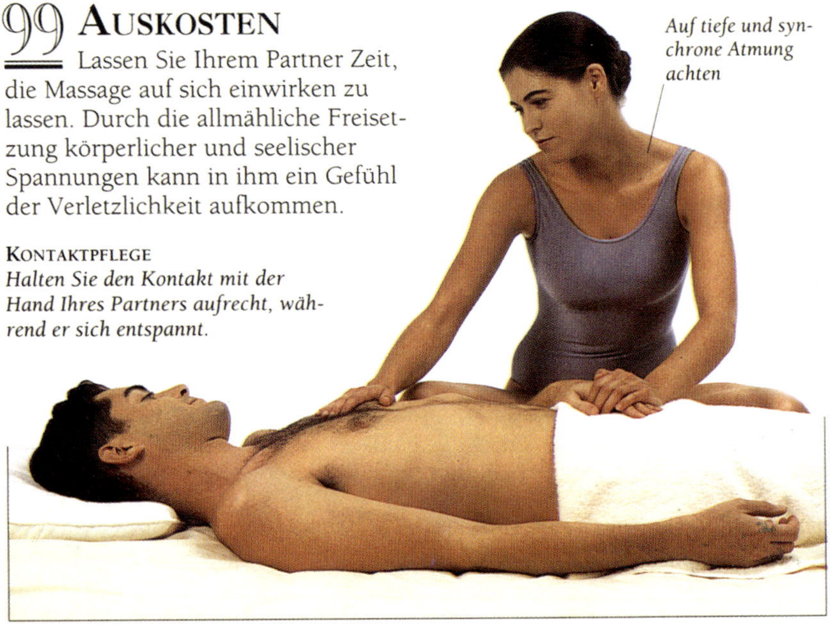

Auf tiefe und synchrone Atmung achten

100 AUSRUH-HALTUNG

Wenn Ihr Partner nach der Massage noch eine Weile entspannen will, sollten Sie ihn bitten, sich auf die Seite zu drehen. Die körperliche Anwesenheit einer zweiten Person kann beruhigend wirken. Legen Sie sich neben Ihren Partner, und ergreifen Sie seine Hand.

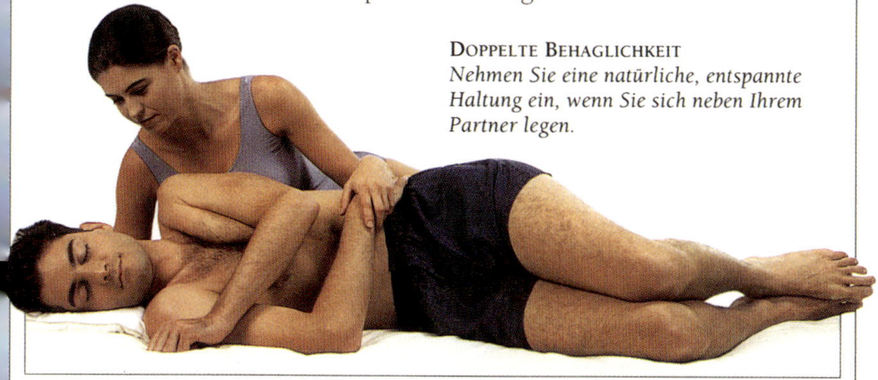

DOPPELTE BEHAGLICHKEIT
Nehmen Sie eine natürliche, entspannte Haltung ein, wenn Sie sich neben Ihrem Partner legen.

101 AUFRICHTEN

Wenn Ihr Partner bereit ist, sich zu erheben, sollten Sie ihm dabei helfen, sich gerade hinzusetzen und sich aufzurichten, ohne den Rücken zu belasten. Viele Menschen sind nach einer Massage derart entspannt, daß sie eine kurze Unterstützung brauchen, bis sie sich wieder stabilisiert haben.

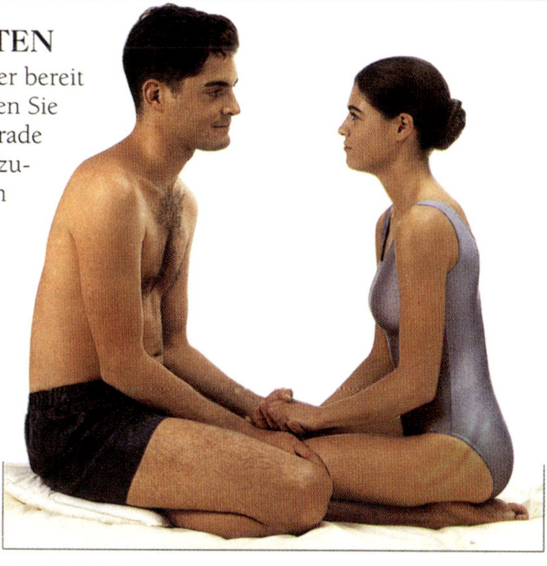

WERTSCHÄTZUNG
Es ist eine schöne Geste, sich für die mit der Massage verbundenen Annehmlichkeiten zu bedanken.

REGISTER

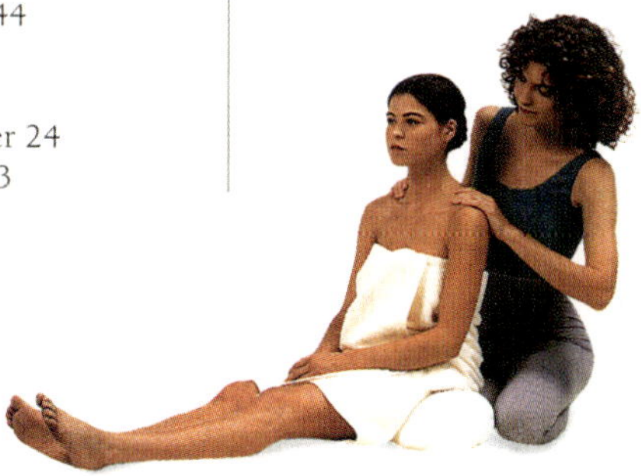

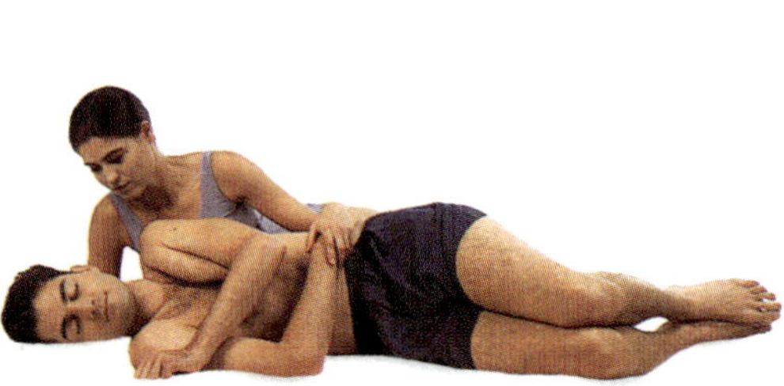